Medizin zum Aufmalen

für Kinder

Petra Neumayer/Roswitha Stark

Medizin zum Aufmalen *für Kinder*

Sanfte Heilung und Entwicklungsförderung vom Säugling bis zum Schulkind

Haben Sie Fragen an den Verlag?
Anregungen zum Buch?
Erfahrungen, die Sie mit anderen teilen möchten?

Besuchen Sie unsere sozialen Netzwerke:
www.mankau-verlag.de

mankau

Bibliografische Information der Deutschen Nationalbibliothek
Die Deutsche Nationalbibliothek verzeichnet diese Publikation in der Deutschen Nationalbibliografie; detaillierte bibliografische Daten sind im Internet über http://dnb.d-nb.de abrufbar.

Petra Neumayer / Roswitha Stark
Medizin zum Aufmalen für Kinder
Sanfte Heilung und Entwicklungsförderung vom Säugling bis zum Schulkind
ISBN 978-3-86374-412-0
2. bearb. Auflage 2026 (1. Aufl. 2017)

Mankau Verlag GmbH
Pfarrgasse 1, D-82497 Unterammergau
kontakt@mankau-verlag.de
Im Netz: www.mankau-verlag.de
Soziale Netzwerke: www.mankau-verlag.de/forum

Endkorrektorat: Susanne Langer M. A., Germering
Gestaltung: Mankau Verlag GmbH

Illustrationen/Bilder Titelseite (von oben): Mariusz Blach / fotolia.com, ChantalS / fotolia.com, Heike Brückner, contrastwerkstatt / fotolia.com

Illustrationen/Bilder Innenteil: Can Stock Photo / MaszaS (8); Can Stock Photo / mandygodbehear (11); Can Stock Photo / dotshock (18/19); Can Stock Photo / Anke (32); Roswitha Stark (36o, 73, 110, 180); Heike Brückner (36u, 71, 107, 149); Can Stock Photo / welcomia (38/39); Koha Verlag GmbH (42); Alvina M. Kreipl (53, 81, 83o, 86, 145, 147, 148); Can Stock Photo / sborisov (91); Can Stock Photo / Choreograph (93, 178/179); Can Stock Photo / tan4ikk (95); Can Stock Photo / jordache (105); Petra Neumayer (139, 164, 188); Colourbox.de (158); Can Stock Photo / Goodluz (161); Can Stock Photo / martinan (162/163); Can Stock Photo / lemmiu (174); Thomas Ulrich 2014 (181o); Can Stock Photo / italianestro (190)

Druck: Druckerei C. H. Beck, Nördlingen

MIX
Papier | Fördert gute Waldnutzung
FSC® C019821
FSC www.fsc.org

Wichtiger Hinweis des Verlags:
Die Autorinnen haben bei der Erstellung dieses Buches Informationen und Ratschläge mit Sorgfalt recherchiert und geprüft, dennoch erfolgen alle Angaben ohne Gewähr; Verlag und Autorinnen können keinerlei Haftung für etwaige Schäden oder Nachteile übernehmen, die sich aus der praktischen Umsetzung der in diesem Buch dargestellten Inhalte ergeben. Bitte respektieren Sie die Grenzen der Selbstbehandlung und suchen Sie bei Erkrankungen einen erfahrenen Arzt oder Heilpraktiker auf.

Inhalt

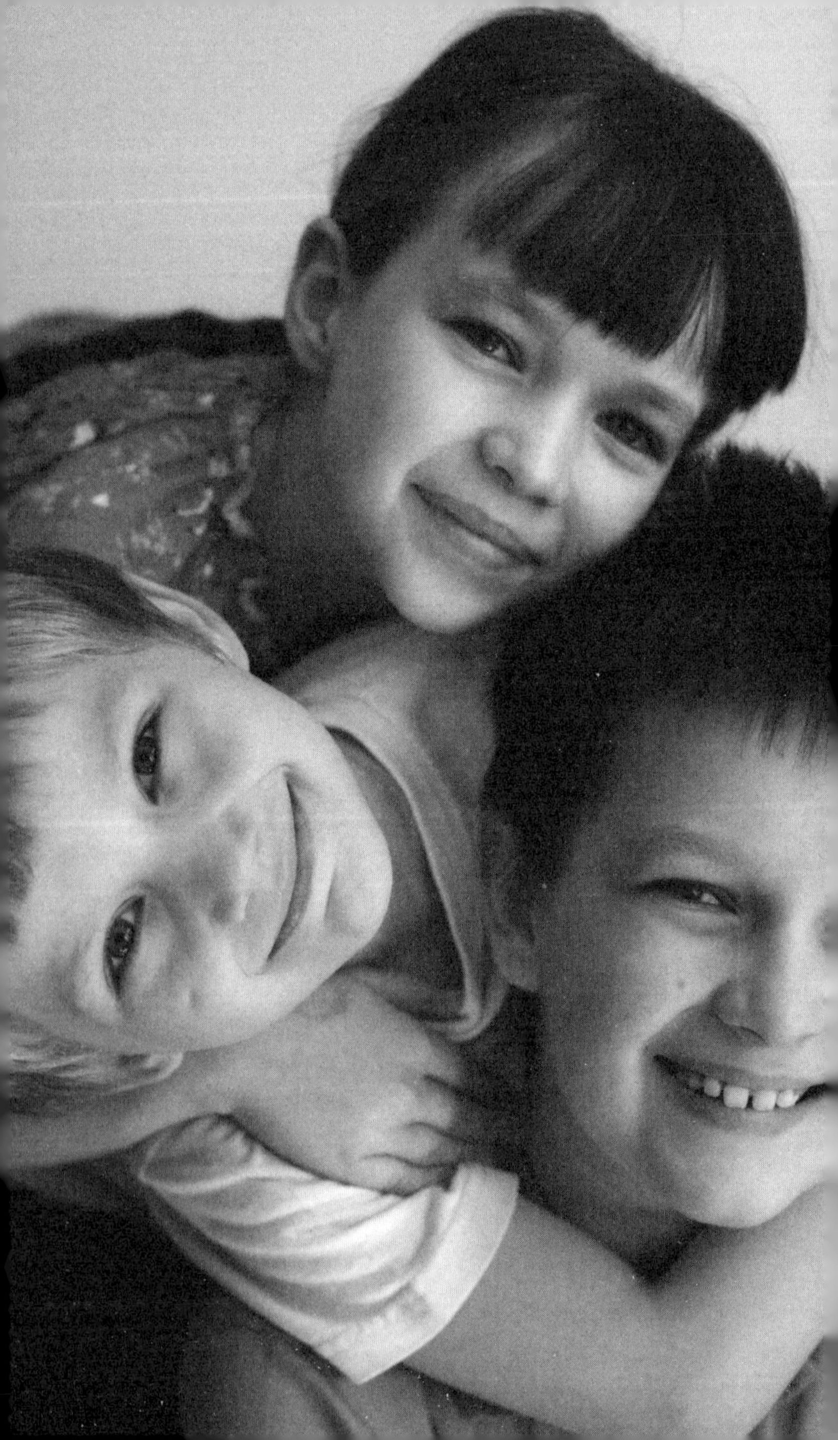

Vorwort

Diesen vierten Band aus der Reihe „Medizin zum Aufmalen“ möchten wir EUCH widmen, euch wunderbaren Kindern in dieser spannenden, neuen, hoch schwingenden Zeit, die doch auch eine so schwierige für die Kinderwelt geworden ist. Und IHR, liebe Eltern, Großeltern oder sonstige liebevolle Betreuer unserer Kleinen, verdient ebenso unseren großen Respekt auf der Suche nach schonenden, harmonischen und wegweisenden Impulsen und Hilfen, mit denen ihr den Weg der Kinder unterstützen möchtet. Wir wissen sehr wohl, dass dasjenige, was als das Beste für unsere Kinder ausgegeben wird, oftmals mehr Wolf im Schafspelz ist als ein frommes kuscheliges Lämmlein.

Eltern, die gut informiert sind und deshalb ihre Kinder weder einer potenziell schädigenden Impfbelastung aussetzen wollen noch einer allzu rigiden Erziehungsmoral in Schulen und anderen sogenannten fortschrittlichen Institutionen, laufen oft genug gegen eine Wand aus Widerstand, Unverständnis oder schlichtweg Ignoranz. Wer wirklich zum Wohle des Kindes handelt und Angriffen vonseiten von Besserwissern aller Art auf sanfte, aber nachdrückliche Weise Paroli bietet, der verdient unseren höchsten Respekt.

Was wirklich dem Wohle unserer Kinder dient, können wir nur miteinander herausfinden: durch Gespräche mit den Kindern, durch das Sich-in-sie-Hineinfühlen, durch die Bereitschaft, ihre innersten Nöte und Sehnsüchte zu erkennen und auch sehen zu wollen, oder eben durch sanfte naturheilkundliche und ganzheitlich am Körper und an der Seelenlage des Kindes orientierte Methoden, wie sie unter anderem in diesem Buch beschrieben sind. So wie die klassische

Homöopathie nachweisbare Erfolge zu bieten hat, kann auch die Neue Homöopathie auf eine große Anzahl erfolgreicher Behandlungen von Kindern und Säuglingen zurückgreifen. Dass bestimmte Zeichen und Symbole die körperliche und emotionale Heilung entscheidend beeinflussen können, ist mittlerweile kein Geheimnis mehr. Seitdem der erste Grundlagenband von Medizin zum Aufmalen vor mehr als zehn Jahren erschienen ist, wissen viele Therapeuten, Ärzte, Eltern oder einfach Interessierte um das heilende Potenzial der Schwingungsmedizin mithilfe von Symbolen. Die Methode ist einfach zu erlernen und hat keine Nebenwirkungen – wohl aber Wirkungen, und das sowohl auf der körperlichen Ebene als auch bei psychischen Verstimmungen oder Verhaltensauffälligkeiten.

Was in den letzten Jahren immer wieder aufgefallen ist, ist die Tendenz, dass die meisten Kinder nicht wirklich „krank" sind. Sie weisen mit ihren Symptomen vielmehr auf ein „Zuviel" in ihrem Umfeld hin. Zu viel Stress in Kindergarten und Schule, zu viel Streit und Druck in der Familie, zu viel leisten müssen, zu viele Gifte im Körper (Impfungen, Medikamente, Psychopharmaka wie Ritalin), zu viele „Freizeit"termine, zu viel Fernseh-, Internet- und Handykonsum, aber auch zu viele „gut gemeinte" Nahrungsergänzungsmittel.

In diesen Bereichen sind wir Eltern mehr gefordert denn je, denn auch wir Erwachsene verbringen viel mehr Zeit, als für uns gesund ist, mit und vor den neuen Medien. Oder wann waren Sie zum letzten Mal mit den Kindern im Wald, um Beeren zu sammeln, Wurzeln zu schnitzen oder einen Blumenstrauß zu binden? Was früher ganz normal war, müssen wir heutzutage aus Ratgebern lernen – wie es geht, sich in Wald und Wiese wohlzufühlen.

Und wir Großen sind immer noch diejenigen, die den Kindern das Entscheidende vorleben: nämlich wie Erwachsenwerden funktionieren kann und wie wir in dieser ganzen Zeit liebevoll, achtsam und immer wieder uns selbst und anderen vergebend miteinander groß werden können. „Groß" im Sinne von menschlicher Größe und Herzensbewusstsein und in dem Wissen, dass wir im Kern unseres Wesens immer Kinder geblieben sind.

So lasst uns spielen miteinander sowie Freude und Zeit dafür haben, uns gegenseitig zu erkunden und uns zu fördern mit allem, was die Herzensliebe zu bieten hat.

Wir hoffen, dass dieses Buch einen Beitrag dazu leisten kann.

Möget IHR uns wieder an das Kind in uns selbst erinnern.
DANKE!

Petra Neumayer und Roswitha Stark

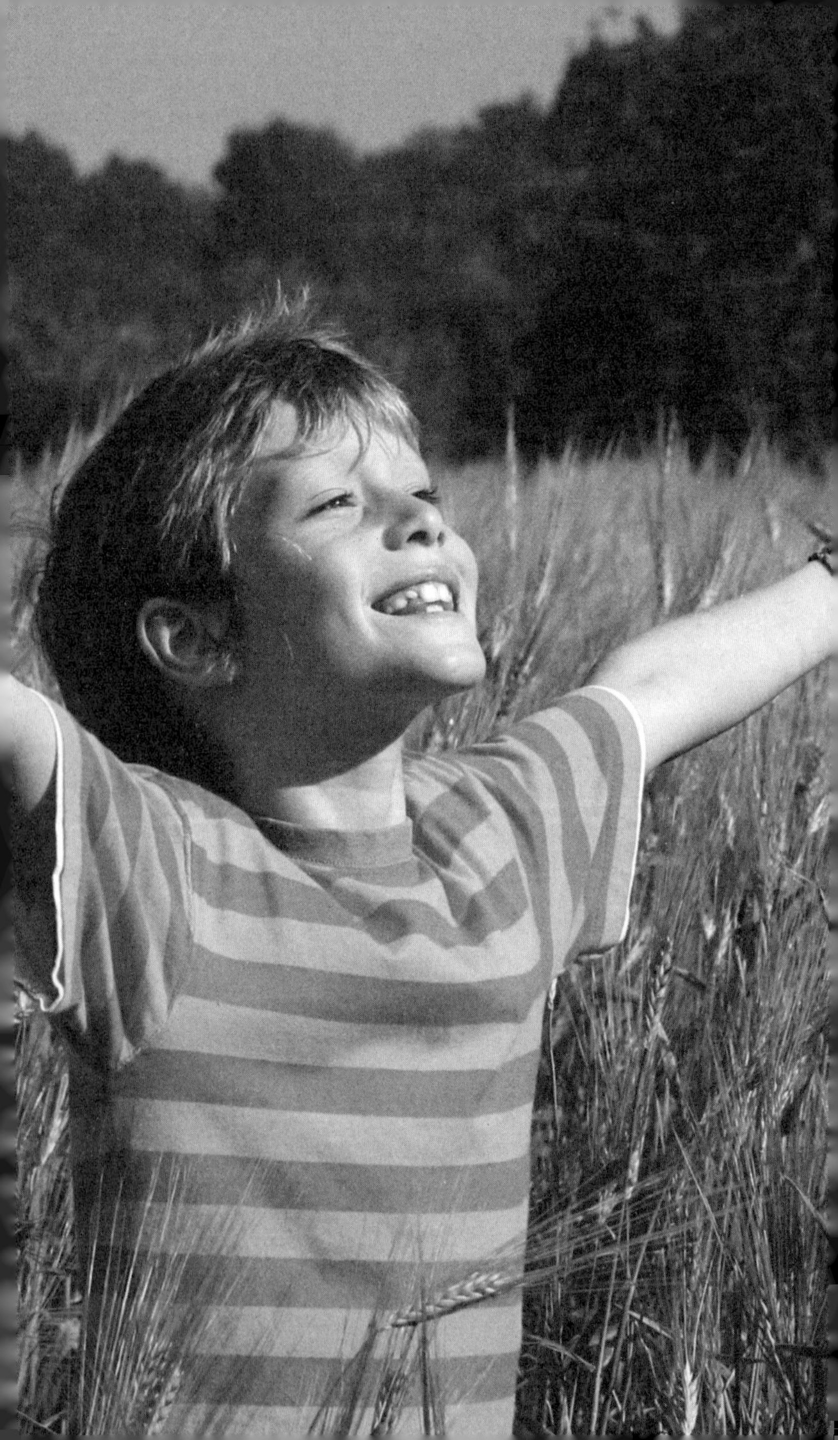

Einleitung

Das Thema „Kinder" und „richtiger Umgang mit Kindern" ist in den westlichen Industrienationen ein brisantes und viel diskutiertes. Während in der sogenannten Dritten Welt die Geburtenrate so hoch ist, dass die Erde die Menschen kaum mehr ernähren kann, steckt Deutschland trotz Elterngeld, Krippenausbau und Väterzeit nach wie vor im Geburtentief. Die Bundesrepublik erreichte mit der niedrigsten Geburtenzahl seit dem Zweiten Weltkrieg einen Negativrekord. 2009 kamen laut Statistischem Bundesamt rund 651.000 Jungen und Mädchen zur Welt, das ist rund die Hälfte weniger als im Jahr 1964. Die Geburtenstatistik zeigt für Deutschland eine durchschnittliche Geburtenziffer von 1,5 Kindern je Frau. Immer weniger Frauen scheinen Lust auf ein – geschweige denn mehrere – Kind/er zu haben. Und: Je höher das Bildungsniveau, desto tiefer sinkt scheinbar die Lust auf das Elterndasein.

Und wenn die Kinder dann da sind? Dann denkt die Gesellschaft im besten Fall zu wenig an die Bedürfnisse des Nachwuchses, im schlimmsten Fall kommt es zu Misshandlungen oder sogar zu Tötungen von Kindern. Die Zahl der registrierten Kindesmisshandlungen hat sich in den vergangenen zehn Jahren fast verdoppelt, die Dunkelziffer nicht miteingerechnet. Viele Kinder haben keine ganze Familie mehr, Mütter oder Väter sind oft nicht als Ansprechpartner vorhanden. Jede fünfte Mutter muss als Alleinerziehende ihr Kind ohne Partner durchbringen. Alleinerziehende sind nicht nur in der alltäglichen Erziehung der Kinder auf sich gestellt, auch ihre wirtschaftliche Situation ist meist schlechter als bei Familien mit beiden Elternteilen. Sie sind bei der Finanzierung des Haushaltes häufiger auf staatliche Leistungen angewiesen und haben noch weniger Zeit für ihre Kinder als „ganze" Familien.

Wegen fehlender Plätze für Kinder, fehlender Zeit, fehlender Aufmerksamkeit, fehlender Wertschätzung, fehlenden Verständnisses und letztendlich fehlender Liebe dämmern viele Kinder dieser „Wohlstandsgesellschaft" dahin. Wenn Jungs und Mädchen lautstark herumtoben, wird das oft nur als eines gesehen: als Lärmbelästigung, gegen die man heutzutage sogar vor Gericht klagen kann. Was für eine traurige Entwicklung! Und das Schlimmste dabei: Wir Erwachsenen gehen selbst daran zugrunde – denn wir alle sind Kinder gewesen und das kleine Kind, das wir einmal waren, lebt noch immer in uns!

Sieht man sich die Krankheitsentwicklung bei Kindern an, fällt eines auf: Die Krankheiten werden denen der Erwachsenen immer ähnlicher. Kinder haben oft schon den gleichen Stress wie die Erwachsenen, sind mit Tenniskurs und Klavierstunden perfekt durchorganisiert und verbringen den Rest ihrer Zeit vor dem Fernseher oder mit Computerspielen – und sie entwickeln auch die gleichen Krankheiten! Es gibt Rheuma bei Kindern ebenso wie Krebserkrankungen, Autoimmunkrankheiten und Depressionen. Selbst der Altersdiabetes trifft jetzt schon die Jüngsten. Immer mehr Kinder kommen bereits mit Neurodermitis und anderen allergischen Erkrankungen auf die Welt. Die typischen Kinderkrankheiten wie Windpocken oder Masern dagegen sind „dank" Impfungen und häufigem Antibiotikaeinsatz fast „ausgerottet". Nach Einschätzung von Homöopathen waren es genau diese Kinderkrankheiten, die den Kindern einst entscheidende Entwicklungsschritte ermöglicht haben.

Viele Eltern haben sich über die Nebenwirkungen von Impfungen informiert und wollen nicht gleich bei jeder kleinen Ohrenentzündung zur chemischen Keule in Form von Antibiotika greifen. Sie wünschen sich sanfte Behandlungsmethoden für die Beschwerden ihrer Kinder, die die Krankheiten nicht unterdrücken, sondern dem Kind helfen, aus eigener Kraft die Beschwerden zu überwinden. Häufig werden sie in der Naturheilkunde und der Homöopathie fündig.

Die „Neue Homöopathie", also der Einsatz heilender Zeichen und Symbole, kann die körpereigene Abwehr und die Selbstheilungskräfte des kindlichen Organismus gut und nebenwirkungsfrei anregen, ähnlich wie auch die Klassische Homöopathie es vermag. Gerade bei Kindern zeigt es sich an vielen erfolgreichen Beispielen, dass sie auf die Schwingungen der Zeichen besonders stark und schon nach kurzer Zeit reagieren.

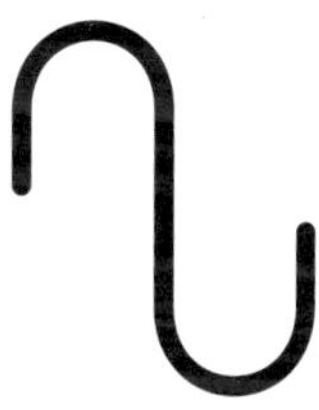

Das Körbler'sche Sinuszeichen auf einen anschwellenden Insektenstich aufgetragen ist ein klassisches Beispiel, wie schnell der Körper auf den Heilimpuls reagiert. Sie können zusehen, wie Schwellung, Schmerz oder Juckreiz verschwinden. Ähnlich gut funktioniert der Einsatz von Strichcodes und Symbolen auf der Haut oder auf Wasser übertragen bei blauen Flecken nach Bagatellunfällen oder anderen Wehwehchen. Aber auch bei tieferen seelischen Erkrankungen, Ängsten, Verhaltensstörungen und bei schulischen Problemen erzielt die „Medizin zum Aufmalen" erstaunliche Ergebnisse und belegt, wie sanft und nebenwirkungsfrei diese Art der Schwingungstherapie sein kann.

In diesem Buch möchten wir Ihnen diese sehr überzeugende Informationsmedizin speziell für Kinder näherbringen. Der Name „Neue Homöopathie" stammt von dem Wiener Forscher Erich Körbler, der die Wirkungen von Zeichen und Symbolen auf den lebenden Organismus viele Jahre lang erforschte und erfolgreich in der Praxis anwandte.

In den ersten beiden Bänden unserer Ratgeber-Reihe „Medizin zum Aufmalen" haben wir die Methode Erich Körblers ausführlich beschrieben. Im vorliegenden Buch möchten wir Ihnen zeigen, wie diese Heilweise speziell für Kinder und Säuglinge anwendbar ist. Nicht selten möchten uns die Kinder auf unerlöste Themen der Eltern aufmerksam machen – denn auch daran können sie erkranken. Alles ist mit allem verbunden. Die Praxis zeigt: Nicht selten muss deshalb sowohl das Kind als auch parallel dazu Mutter oder Vater behandelt werden.

Die Neue Homöopathie beruht in Abgrenzung zur Klassischen Homöopathie (die natürlich ergänzend eingesetzt werden kann) auf einer energetischen Zustandstestung des Schwingungsfeldes des Kindes. Jedes Symptom, jede Beschwerde kann als Blockade, als „Widerstand" im Energiefeld interpretiert und via Einhandrute, Pendel oder kinesiologischem Test gemessen werden (wobei wir Autorinnen mit der Einhandrute arbeiten). Entsprechend muss der Heilimpuls darauf hinwirken, diese Blockade zu harmonisieren, damit das Symptom nicht mehr „benötigt" wird. Dieser Heilimpuls wird bei der Neuen Homöopathie durch Striche, Zeichen oder Symbole gegeben, die vielfältig angewandt werden können, zum Beispiel indem sie auf die schmerzende Stelle gemalt werden. Oder das Thema wird auf einen Zettel geschrieben, mit Heilzeichen versehen und dann auf ein Getränk übertragen, damit das Kind die Information aufnehmen kann.

Mit dieser Methode können Sie sogar dafür sorgen, dass sich Läuse in den Haaren Ihres Kindes nicht mehr wohlfühlen, weil sie die Schwingungsfrequenz nicht mögen. Es ist ebenso möglich, Tierhaarallergien zu beseitigen, ohne das geliebte Haustier hergeben zu müssen.

Die Neue Homöopathie birgt unendlich viele Möglichkeiten, den Umgang mit Kindern zu erleichtern, die Beziehungen zwischen Erwachsenem und Kind oder auch zwischen den Kindern zu verbessern und besonders natürlich zur Heilung von Kindern und Säuglingen.

In diesem Sinne wünschen wir Ihnen viel Freude mit diesem Buch. Wir hoffen, dass Sie zahlreiche wertvolle Anregungen und Hilfen finden, um kleinere oder größere Probleme aufzulösen oder um Krankheiten bei Ihren Kindern auf einen sanften Heilungsweg zu bringen.

„In den Kindern erlebt man sein eigenes Leben noch einmal, und erst jetzt versteht man es ganz."
Søren Kierkegaard (1813–1855)

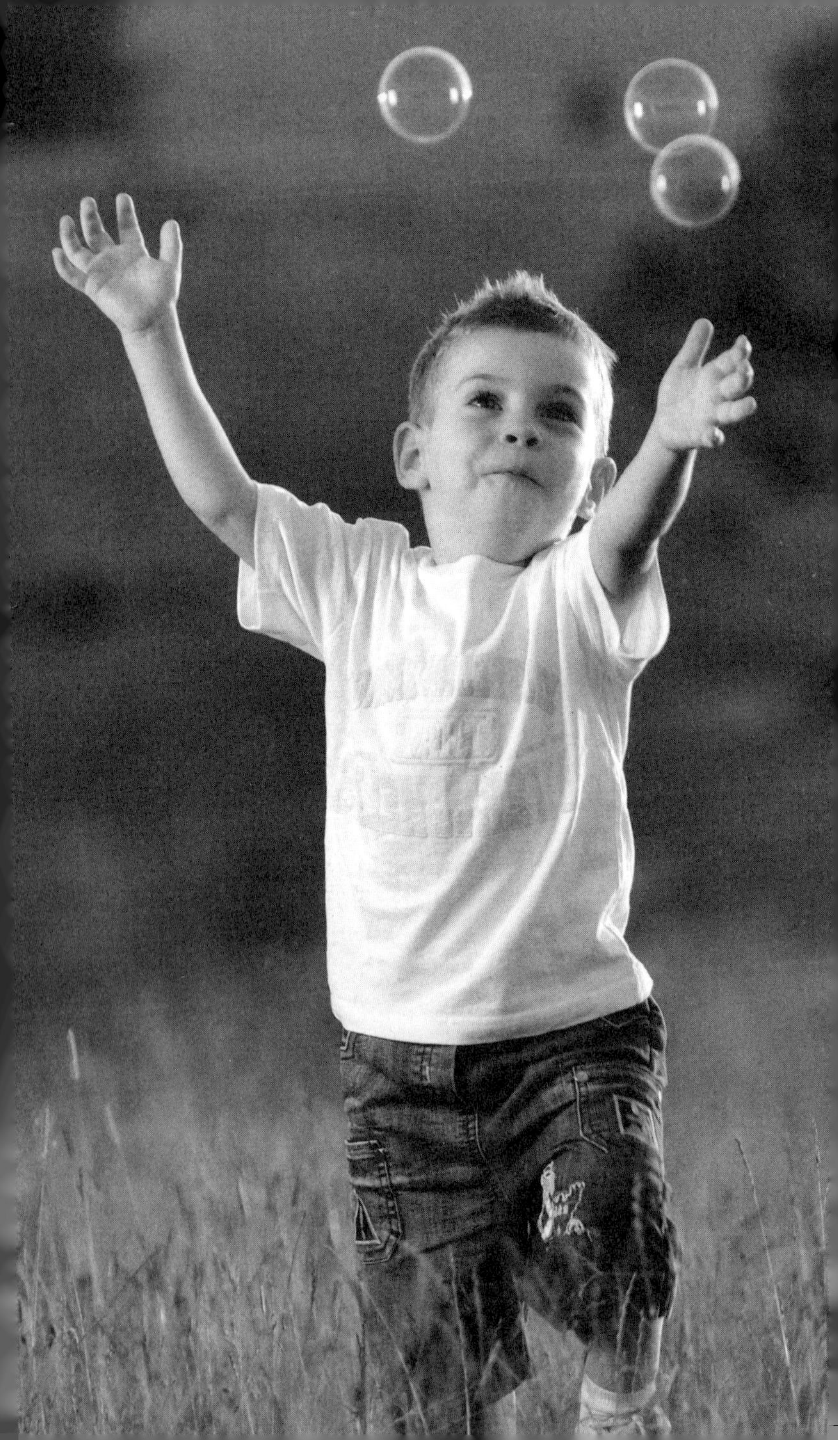

Teil I:
Wie funktioniert die Neue Homöopathie bei Kindern?

Kinder sind keine kleinen Erwachsenen, sie sind Menschen mit einer eigenen Wahrnehmungs-, Sinnes- und Gefühlswelt. Und auch ihre „Vernunft“ kann nicht mit der eines Erwachsenen verglichen werden. Was aus dem Blickwinkel der Kinder eine vernünftige Handlung zu sein scheint – zum Beispiel einen Regenwurm vor dem Vertrocknen zu retten oder mit einer Pflanze zu sprechen –, kann nicht mit den Kriterien Erwachsener verstanden werden. Dies gilt natürlich in höherem Maße für kleine Kinder unter sechs Jahren, also in der Vorschulzeit. Je jünger das Kind ist, desto stärker ist es verhaftet in seiner eigenen, eher „magischen“ Welt der märchenhaften Bilder und Gefühle. Träume, Fiebervisionen, Fernsehsendungen und Videobilder werden von Kindern dieser Altersstufe als fast genauso real eingeschätzt wie die Eindrücke des Tagesbewusstseins. Umso schlimmer ist es oft für sie, wenn wir Erwachsene versuchen, sie mit einem „Sei doch vernünftig!“ oder „Das ist doch alles bloß Einbildung!“ ihrer für sie realen Welten zu berauben. Die Kinder fühlen sich dann eher verunsichert, als wenn wir auf ihre Ängste vor den nächtlichen Gespenstern einfühlsam mit einem „Wie sieht dieser Geist denn aus?“ reagieren.

Kleine Kinder können uns auch nicht wie Erwachsene schildern, wo genau es wehtut oder wie sich dieser oder jener Schmerz anfühlt (stechend, brennend, drückend). Oft ist alles „Bauchweh“, auch wenn das Kind meint: „Mir ist schlecht, wenn ich an den Kindergarten denke.“ Selbst ältere Kinder kann der Therapeut nicht so ohne Weiteres einfach interviewen, auch hier gilt es, mehr zwischen den Zeilen zu lesen, was wirklich los ist. Oder haben Sie schon einmal einen Zehnjährigen offen über sein Problem mit dem Bettnässen reden hören? Oder einen 15-jährigen Jugendlichen über seine Unsicherheiten mit Mädchen? Meistens ist der Behandler auf die Schilderungen der Eltern angewiesen – und die wissen beilei-

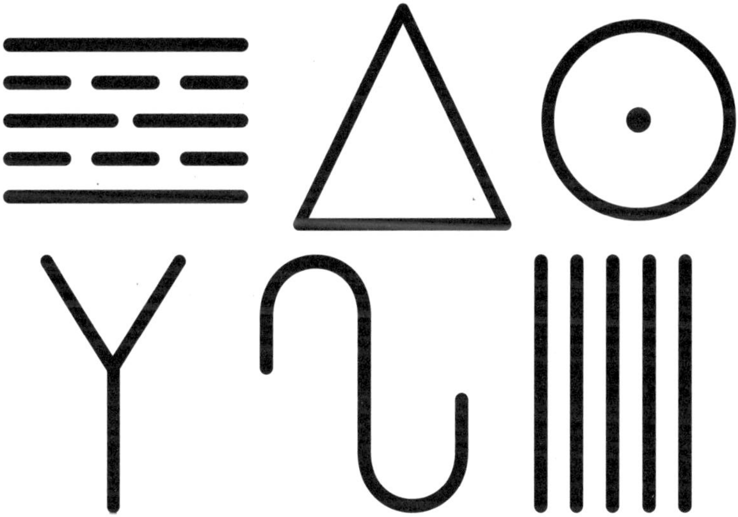

Kinder reagieren sehr gut auf einfache Heilzeichen.

be nicht alles über ihr Kind – und auf die eigene genaue Beobachtung des Verhaltens des Kindes oder des Jugendlichen. Wenn Sie Therapeut sind und heilende Zeichen und Symbole bei Kindern einsetzen möchten, sollten Sie überlegen, wie Sie herausbekommen, was das eigentliche Anliegen des Kindes ist:

- → Durch Beobachten des Kindes und ruhige Kontaktaufnahme. Spielen Sie lieber eine Weile mit dem Kind und gewinnen Sie sein Vertrauen. Nehmen Sie es ernst!
- → Durch Interviewen der Mutter oder des Vaters, möglichst ohne dass das Kind dabei ist! Erinnern Sie sich noch, wie unangenehm es war, wenn Papa oder Mama in Ihrem Beisein ÜBER Sie sprachen?
- → Testen des Themas mit der Einhandrute in Ruhe am Kind oder auch mithilfe eines Fotos des Kindes. Es macht nichts, wenn das Kind zwischendurch aufsteht, Sie haben seine Schwingung im Raum und können auch Themen abfragen, ohne dass das Kind die ganze Zeit über stillsitzen muss. Die Mutter kann das Kind oder den Säugling auf dem Schoß behalten, während Sie Ihre Testungen machen.

Fühlen Sie sich in die Welt des Kindes ein:

- → Sprechen Sie in einer altersgemäßen Wortwahl mit dem Kind, holen Sie es in seiner Vorstellungswelt ab, dann sind die Heilungsimpulse Erfolg versprechender. Bei einer Informationsübertragung auf einen Stein sagen Sie zum Beispiel nicht: „Übertrage jetzt die Schwingungsfrequenz auf diesen Stein", sondern etwa: „Stell dir vor, wie jetzt deine Zauberfee auf diesen wunderschönen Stein hinüberfliegt; da bleibt sie fest sitzen und hilft dir immer, wenn du sie brauchst, okay?" Das funktioniert bei Kindern wunderbar, und Sie erhalten auch noch leuchtende Augen als Geschenk dazu!
- → Wenn Sie das Kind mit Heilzeichen bemalen wollen, holen Sie auf jeden Fall seine Erlaubnis ein; gehen Sie nicht über seine Willensäußerungen hinweg. Wir wenden keinerlei Zwang an, auch wenn wir meinen, für das Kind sei das Zeichen gut! Also: „Darf ich dir diese Striche auf deine verstopfte Nase malen, die haben schon bei den Indianern gut geholfen."

Wenn Sie den Umgang mit der Einhandrute und die Zuordnung der Zeichen gelernt haben, können Sie problemlos selbst für Ihr Kind testen. Beachten Sie jedoch immer die Grenzen der Selbstbehandlung und ziehen Sie bei Verdacht auf tiefer liegende Probleme einen Arzt hinzu.

Heilzeichen und Symbole aus der Informationsmedizin

„Sind die Kinder klein, müssen wir ihnen helfen, Wurzeln zu fassen. Sind sie aber groß geworden, müssen wir ihnen Flügel schenken.“ **Aus Indien**

Kunst, Frühform der Schrift oder Heilzeichen? – Über die Bedeutung einfacher Symbole wie Striche, Kreuze, Kreise sind sich die Forscher noch uneins. Einigkeit besteht jedoch darin, dass diese einfachen Zeichen, die in einer Art „kreativer Explosion“ circa 40.000 Jahre vor unserer Zeitrechnung weltweit in den verschiedensten Kulturen entstanden sind, in der steinzeitlichen Gesellschaft überaus bedeutend waren. Zwei kanadische Wissenschaftlerinnen haben im Jahr 2010 diese menschlichen Artefakte katalogisiert, denn sie messen den Zeichen und einfachen Codes eine große Bedeutung bei. Verzeichnet wurden weltweite Fundorte von Südamerika bis Australien; in Europa waren die beiden bedeutendsten Stätten die Höhle Altamira (Spanien) und die Grotte von Lascaux (Frankreich). April Nowell und Genevieve von Petzinger stießen bei ihrer Arbeit auf 26 einfache Zeichen, die weltweit auf dieselbe Weise gezeichnet wurden, wie etwa Kreise, Linien oder Kreuze. So fanden sie unter anderem in allen Zeitperioden vier parallele Linien. Auch als Tätowierungen von Mumien sind viele solcher Zeichen zu finden; sie wurden sicherlich nicht nur aus ästhetischen Gründen aufgemalt. Vielmehr wurden sie für Heilzwecke verwendet, was auch bei der berühmten Südtiroler Gletschermumie „Ötzi“ als gesichert gilt. Das erwähnte einfache Symbol aus vier parallelen Strichen finden wir in der Neuen Homöopathie wieder als bewährtes Entzündungszeichen.

Doch wie kam es in den letzten Jahren zu dieser Wiederbelebung alter Symbolik? Zu verdanken haben wir dies dem 1994 verstorbenen Wiener Forscher und Elektrotechniker Erich Körbler. Er begründete die Neue Homöopathie, indem er die Symbolarbeit mit neuesten Erkenntnissen aus der Elektrotechnik, der Radiästhesie und der Quantenphysik vernetzte. Da jeder Mensch ein Informationssystem ist, so die theoretische Grundlage der Neuen Homöopathie, kann auch jedes Biosystem mit Informationen geheilt werden. Denn Krankheit bedeutet nach Auffassung der Neuen Homöopathie, dass die Informationsübertragung in Unordnung, also aus ihrem Urzustand der natürlichen Balance, geraten ist, somit die Zellkommunikation gestört ist. Durch die Gabe der „richtigen Information" können lebendige Systeme wieder harmonisiert und die Selbstregulationsmechanismen dadurch aktiviert werden.

Symbole, und seien es auch nur ganz einfache Strichkombinationen, sind Träger von Informationen. Auch unser Gehirn arbeitet auf Basis von Symbolen; der Schweizer Psychiater und Begründer der Analytischen Psychologie, Carl Gustav Jung, belegte, dass Symbole der Schlüssel zu unserem Unterbewusstsein sind. Und da Kinder, wie eingangs bereits erwähnt, in Bildern denken, liegt es sehr nahe, dass sie einen guten seelischen Zugang zur Heilarbeit mit Symbolen haben und damit schnell in Resonanz treten.

In der Neuen Homöopathie wird mittels der Einhandrute genau ausgetestet, welche Art von Symbol bei einer schmerzenden Stelle oder einer Beschwerde hilfreich zum Einsatz kommen kann. Denn jede schmerzende Stelle am Körper, jede Krankheit oder jede Störung im Energiefluss der Meridiane zeigt einen anderen Rutenausschlag an: Am Ausschlag, an der Drehrichtung und der Form (zum Beispiel Kreis) des Rutenausschlags erkennt der in der Neuen Homöopathie Kundige genau, welcher Grad einer Störung vorliegt und welches Heilzeichen hier zum Einsatz kommen sollte. Wer intensiv mit der Neuen Homöopathie arbeiten möchte, sollte daher den Umgang mit der Einhandrute erlernen oder zum Beispiel in einem anderen sensitiven Verfahren kundig sein. Einfache Anwendungen, etwa das Aufmalen eines Zeichens bei einer schmerzhaften Schwellung durch einen Insektenstich, können auch ohne Testverfahren durchgeführt werden, in solchen „Notsituationen" hat man meistens ohnehin keinen Gesundheitstensor parat. Ein grundsätzlicher Überblick über die gängigsten Heilzeichen ist daher wichtig.

In der Neuen Homöopathie werden vor allem die Körbler'schen Strichcodes angewendet; es gibt darüber hinaus weitere Heilzeichen und Symbole aus aller Welt, die in vielen Fällen die benötigten Informationen liefern können, um so einen Heilimpuls im Organismus auszulösen.

Medizinzeichen können direkt auf schmerzende Stellen aufgemalt werden; man kann mit ihrer Hilfe aber auch eine Wasserübertragung durchführen und so informiertes Heilwasser selbst herstellen. Ebenso können Elektrogeräte und Wohnraum mit ihrer Hilfe entstört werden. Gerade bei Kindern hat sich zudem die Arbeit mit gemalten Bildern sehr bewährt: Auf diese können entsprechende Heilzeichen gezeichnet und dadurch eine Störung/ein Problem behoben werden. Mithilfe der Neuen Homöopathie können wir auch immer wieder nachtesten, ob das ausgewählte Heilzeichen noch stimmig ist.

„Ein Kind ist kein Gefäß, das gefüllt, sondern ein Feuer, das entzündet werden will."

François Rabelais (1494–1553)

Wichtige Medizinzeichen aus der Neuen Homöopathie

Für die Arbeit mit Symbolen haben wir das „Medizin zum Aufmalen“-Kartenset entwickelt, mit dessen Hilfe das Testen von verschiedenen Symbolen erleichtert wird. Die klassischen Körbler'schen Strichcodes möchten wir Ihnen an dieser Stelle noch einmal ausführlich vorstellen:

Ein Strich

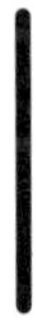

Ein Strich hat auflösenden, harmonisierenden Charakter. Er wird häufig angewendet als Narbenentstörungszeichen, indem ein Strich direkt auf störende Zonen einer Narbe aufgemalt wird.

Vier Striche

Vier parallele Striche sind vor allem als „Entzündungszeichen“ bekannt, wenn man sie auf die Handgelenk-Innenflächen beider Handgelenke malt. Hier, wo wichtige Meridiane wie der Herzmeridian durchfließen, sorgen die vier Striche dafür, dass alle Meridiane miteinander verbunden werden und die Energie wieder in den richtigen Bahnen fließt. Als besonders wohltuend wird dieser Effekt bei Entzündungskrankheiten und Fieber beobachtet. Auch ideal zur Anregung des Immunsystems.

Tipp: So heilen kleine Wunden schneller

Verwenden Sie bunte Heftpflaster für kleine Wunden – auch Farben haben eine bestimmte Schwingung. Lassen Sie Ihr Kind die Farbe auswählen, die es möchte. Bei den kleinen Patienten hat sich besonders bewährt: Malen Sie aufs bunte Heftpflaster vier parallele Striche, das beschleunigt den Heilungsprozess, und die Kinder finden es meist sehr lustig!

Sinuszeichen

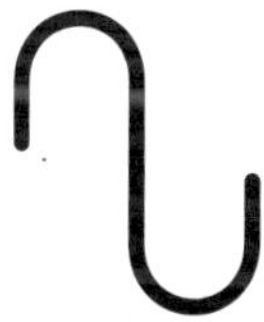

Wenn es bei Schmerzzuständen ums Aufmalen auf die Haut geht, spielt das Umkehrzeichen Sinus die größte Rolle. Aber auch bei Wasserübertragungen wird es häufig eingesetzt. Sinus kehrt eine unverträgliche Schwingung in eine verträgliche um. Wichtig ist bei dieser Anwendung daher, dass der Zeitrahmen der Anwendung möglichst genau ausgetestet wird. Denn auch im umgekehrten Fall kann sonst aus einer verträglichen Schwingung eine unverträgliche werden.

Malen Sie das Sinuszeichen dort auf die Haut, wo der schmerzende Bereich ist. In der Sprache des Elektrotechnikers Erich Körbler bewirkt das Sinuszeichen, dass eine Schwingungskurve genau um 180 Grad verschoben wird: Stellen Sie sich dazu einfach eine Linie vor mit einer Wellenbewegung darüber und darunter. Mal ist die Kurve oberhalb des Strichs, mal unterhalb. Mal im verträglichen Bereich, mal im unverträglichen. Genau diese Verschiebungen bewirkt die Sinuskurve.

Ypsilon

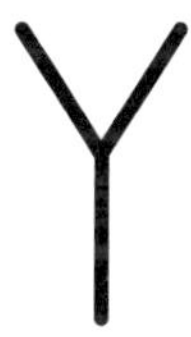

Das Ypsilon ist ein sehr wichtiges Zeichen in der Neuen Homöopathie, es gilt als „Verstärkungszeichen und Lebensrune". In der Natur gibt es viele Erscheinungsformen, in denen wir das Ypsilon-Symbol wiedererkennen können, man denke etwa an einen Baumstamm mit Ästen oder einen Menschen mit zum Himmel geöffneten Armen. Auch Antikörper haben Ypsilonform. Das Körbler'sche Ypsilon verstärkt und manifestiert alles Positive und wandelt Unverträgliches ins Verträgliche. Zudem bringt es alles ins Fließen, wenn es in der richtigen Flussrichtung der Gefäße auf den Körper aufgemalt wird.

Balkengleiches Kreuz

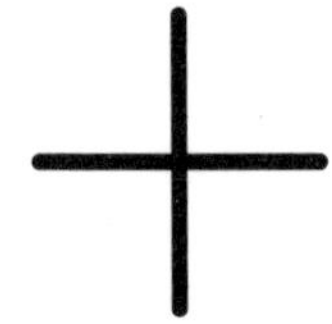

Auch das Kreuz zählt zu den ältesten (Schutz-)Zeichen der Menschheit. Das balkengleiche Kreuz wurde in allen Kulturen verwendet; bekannt wurde es hauptsächlich als eines der zentralen Symbole des Christentums, wo es aber durch Verschieben des waagrechten Balkens nach oben zum Leidenskreuz wurde. Jedoch besitzt nur die urchristliche balkengleiche Form eine schützende Wirkung. In der Neuen Homöopathie wird es vorwiegend als Abschirmzeichen bei der Wohnraumsanierung verwendet, da es den Energieeinfluss von geopathischen Belastungen durch Wasseradern, Verwerfungen oder Curry-Netzgitter harmonisiert.

Elektrosmog-Symbol

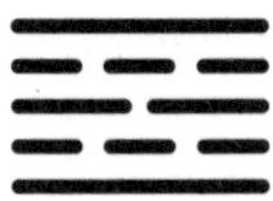

Das Elektrosmogzeichen sieht ein bisschen aus wie eine Autobahn. Seine Wirkung ist verblüffend. Wenn man es nur einige Zeit betrachtet, wirkt es schon und löst eine Elektrosmogbelastung für einen gewissen Zeitraum auf. Wichtig ist hier natürlich herauszufinden, woher die Elektrosmogbelastung ursächlich kommt. Das Elektrosmogzeichen kann auch direkt auf störende Elektrohaushaltsgeräte geklebt werden (Bezugsadresse für Aufkleber siehe Internetadressen im Anhang, Seite 185 f.).

Tipp: Machen Sie sich die abschirmende Wirkung zunutze

Legen Sie die Mittel Ihrer Hausapotheke, homöopathische Mittel oder andere, in eine Schachtel und versehen Sie diese mit dem balkengleichen Kreuz. So schützen Sie Ihre Heilmittel vor negativen Schwingungen von außen.

Wichtige Medizinzeichen aus aller Welt

In allen Kulturen der Welt gibt es überlieferte Symbole, die noch heute bekannt und verbreitet sind. Sie sind zum Teil mehrere Tausend Jahre alt und leisten gute Dienste für die Heilarbeit.

Blume des Lebens

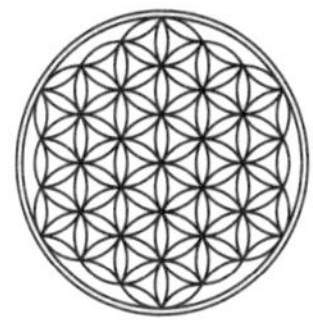

Die Blume des Lebens ist ein universell einsetzbares Zeichen aus der Heiligen Geometrie. Sie verfügt über eine sehr hohe Heilschwingung und kann sowohl zum Entstören als auch für Heilungsprozesse eingesetzt werden. Auch um Wasser und Lebensmittel in einen höheren Schwingungszustand zu versetzen, hat sie sich sehr bewährt.

Sonnenzeichen

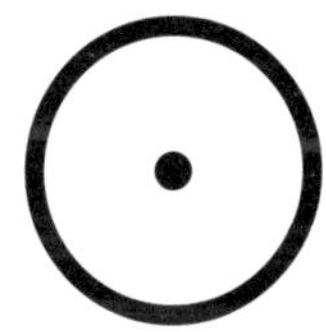

Der Kreis mit dem Punkt in der Mitte ist ein kraftvolles Heilzeichen, wenn es darum geht, Harmonie inmitten eines Spannungsfeldes zu finden. Es kann beispielsweise hilfreich sein, wenn es auf einem Bild aufgebracht wird, das eine angespannte familiäre Situation zeigt. So kann das Sonnenzeichen häufig anstelle eines Sinus verwendet werden. Aber wie immer gilt: Testen Sie aus oder erspüren Sie intuitiv, welches Zeichen bei einer Problemstellung die höchste Heilkraft bringt.

Tipp: Energetisch aufgeladenes Wasser trinken

Stellen Sie Ihre Wasserkaraffe zu Hause auf einen Untersetzer mit der Blume des Lebens. Wenn Sie kundig im Umgang mit der Einhandrute sind, testen Sie normales Leitungswasser und Wasser, das einige Minuten auf der Blume des Lebens stand – die Schwingungserhöhung ist enorm.

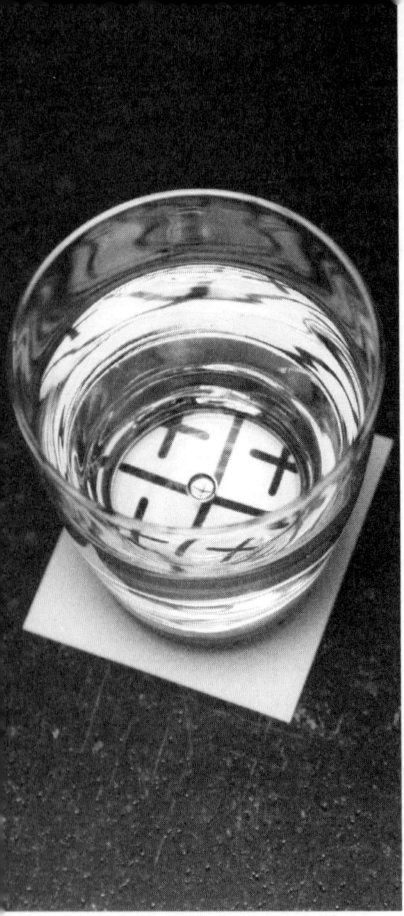

Wasser nimmt die harmonisierende Energie schnell auf.

Rune Othila

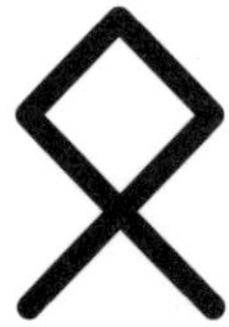

Sie wird auch „Heimat der Ahnen“ genannt und zählt zu den ältesten Höhlenzeichnungen unserer Vorfahren. Die Othila-Rune – auch Othala- oder Odal-Rune genannt – ist die letzte der 24 germanischen Runen. Von ihrer ursprünglichen Bedeutung her zeigt Othila Themen an, die mit Familie, Beruf und spirituellem Leben zu tun haben, sinngemäß steht sie für „Heimat“, „Familie“, „Ahnen“, „Vergangenheit“, „Erbe“ und „Besitz“. Dabei bezieht sich die Rune keineswegs nur auf ein mögliches materielles Erbe, sondern auch auf geistig-spirituelle Errungenschaften, die es wert sind, bewahrt und weitergegeben zu werden. Daneben werden Othila aber auch spezielle Heilkräfte zugeschrieben. In der Neuen Homöopathie hat sich die Rune Othila besonders zum Entstören von Mobilfunkgeräten bewährt.

„Durch Umgang mit Kindern gesundet die Seele.“
Fjodor M. Dostojewski (1821–1881)

Das Testverfahren mit dem Tensor bei Säuglingen und Kindern

Die Neue Homöopathie ist ein Selbsthilfeverfahren, das insbesondere Eltern eine große Palette an Anwendungsmöglichkeiten für ihre Kinder bietet; für leichtere Beschwerden und kleine Probleme lassen sich oft schnelle Lösungswege finden: Ob Erkältungen, Halsweh, Bauchweh oder Schulprobleme – bei vielen Eltern sind diese Themen schon zu belastenden Dauerbrennern geworden, und effektive Methoden der Selbsthilfe können hier wahren Segen in die Familien bringen.

Grundsätzlich unterscheidet sich das Testverfahren mit der Einhandrute bei Kindern und Säuglingen nicht gegenüber

Testverfahren im Resonanzprinzip

Wer den grundsätzlichen Umgang mit der Einhandrute noch nicht erlernt hat, für den haben wir im Anhang „Das Testverfahren der Neuen Homöopathie erlernen" eine Kurzanleitung erarbeitet sowie eine Einführung in den Vektorenkreis (siehe Seite 187 ff.). Auch in unserem Buch „Medizin zum Aufmalen 1" haben wir das Testverfahren im Resonanzprinzip ausführlich beschrieben. Weiterführend finden Sie dort auch die Anleitung zur Arbeit mit dem Vektorenkreis, durch dessen Hilfe eine genaue Zuordnung der Körbler'schen Strichcodes und anderer Symbole möglich ist. Ideal sind natürlich praxisnahe Seminare zur Neuen Homöopathie, die von beiden Autorinnen angeboten werden, denn nicht jeder ist Autodidakt und das Üben in der Gruppe bringt größtmögliche Sicherheit im Umgang mit der Einhandrute.

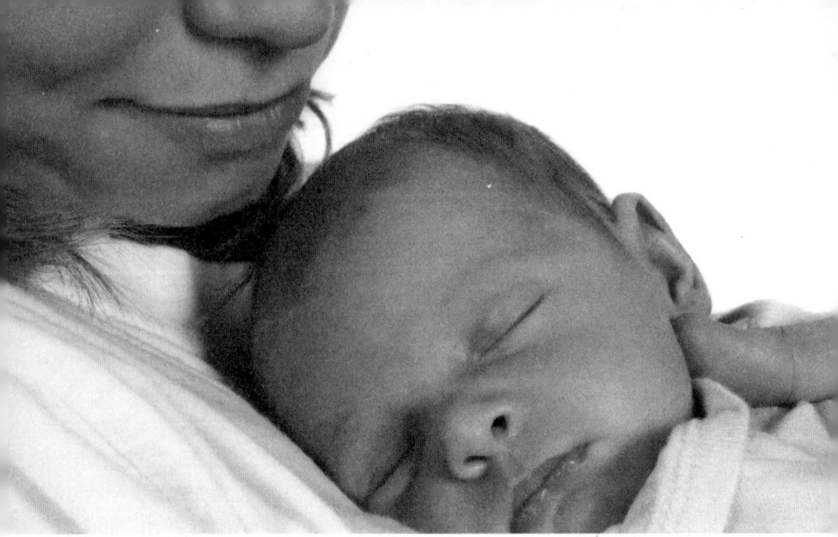

Der Erwachsene kann stellvertretend für das Kind testen.

dem bei Erwachsenen. Da zwischen Säugling und Mutter eine sehr enge Bindung besteht, kann hier die Mutter als sogenanntes „Surrogat" dienen, über sie kann also stellvertretend der Säugling getestet werden (teilweise kann die Mutter sogar stellvertretend behandelt werden, siehe dazu etwa Seite 46). Diese Methode bietet sich zum Beispiel an, wenn das Baby vielleicht gerade schläft und nicht gestört werden soll. Wie Sie hier ganz praktisch vorgehen, erfahren Sie im Kapitel „Wie teste ich einen Säugling?" (siehe Seite 44 f.).

Bei Kindern, die noch nicht im Lesealter sind, müssen die Begriffe für eine Wasserübertragung nicht unbedingt aufgeschrieben werden, sondern man lässt die Kleinen das Thema (zum Beispiel bei Katzenhaarallergie eine Katze oder im Falle einer Laktoseintoleranz ein Glas Milch) aufmalen und schreibt dann das ausgetestete Zeichen darüber.

> *„Zwei Dinge sollten Kinder von ihren Eltern bekommen: Wurzeln und Flügel."*
>
> **Johann Wolfgang von Goethe (1749–1832)**

Bewährte Heilimpulse bei häufig auftretenden Beschwerden

Grundsätzlich ist es für die Anwendung der heilenden Zeichen nützlich, eine Testmethode, zum Beispiel den Umgang mit der Einhandrute, zu beherrschen, damit Sie mühelos herausfinden können, welches Zeichen für welchen Zweck sinnvoll ist. Aber es gibt – gerade für den Einsatz bei Kindern – einige bewährte Möglichkeiten, die Symbole auszuprobieren, auch wenn Sie (noch) nicht so sicher im Umgang mit einem Testsystem sind.

Diese Vorschläge dienen dem Vertrautwerden mit dieser wunderbaren Methode. Empfehlen möchten wir Ihnen aber auf jeden Fall, sich die Zeit zu nehmen, den Umgang mit der Einhandrute gründlich zu erlernen – dann werden Sie nach einiger Übungszeit die vielfältigen Möglichkeiten der Neuen Homöopathie sehr zu schätzen wissen.

Eine intuitive Möglichkeit, das beste Symbol für den jeweiligen Zweck zu finden, bietet das Kartenset „Medizin zum Aufmalen". Denken Sie sich zum Beispiel: „Welches Symbol hilft jetzt am besten bei meinem Bauchschmerz?", und vertrauen Sie vollständig darauf, dass die richtige Karte kommt. Dieses Symbol können Sie direkt auf die schmerzende Stelle legen oder aufmalen. Denken Sie aber bitte immer daran, bei unklaren Symptomen oder schwerwiegenderen Verdachtsfällen den Arzt zu informieren!

Zu den häufig vorkommenden Beschwerden bei Kindern haben wir Ihnen nachfolgend einige beispielhafte Behandlungsmöglichkeiten zur Auswahl zusammengestellt, die Sie gut selbst ausprobieren können:

Verletzungen

→ Legen oder malen Sie das Sinuszeichen direkt auf die schmerzende Stelle.
→ Malen Sie das mit der Einhandrute gemessene Zeichen direkt auf die schmerzende Stelle.
→ Malen Sie das aus dem Kartenset gezogene Symbol auf die schmerzende Stelle.
→ Malen Sie das ausgewählte Zeichen auf ein Pflaster und kleben Sie es auf.
→ Schreiben Sie das Wort „Verletzung" mit Sinus oder dem gemessenen Umkehrzeichen darüber auf ein Blatt Papier und übertragen Sie die Heilinformation auf Wasser (oder Tee und Ähnliches). Geben Sie dem Kind öfter einen Schluck davon zu trinken.
→ Eventuell begleitend: Geben Sie dem Kind einmalig fünf homöopathische Globuli Arnika C30; bei Abschürfungen verabreichen Sie fünf Kügelchen Calendula C30 innerlich und tupfen die Wunde leicht mit Calendula-Essenz (einige Tropfen verdünnt in lauwarmem Wasser) ab. Wunde an der Luft trocknen lassen, keinesfalls mit luftdichtem Sprühpflaster abdichten!

Insektenstiche

→ Insektenstiche, die angeschwollen sind, reagieren sehr gut auf eine Bemalung mit dem Sinuszeichen. Die Mitte des vertikalen Striches sollte dabei möglichst durch die Mitte der Schwellung verlaufen.
→ Ein gutes begleitendes homöopathisches Mittel bei Stichen aller Art (und auch bei ähnlichen Fällen wie ein spitzer, in den Fuß eingetretener Nagel) ist Ledum C30, bei großen Schwellungen oder allergischen Reaktionen mit Quaddelbildung Apis C30.

- → Wenn Sie wissen, welches Insekt gestochen hat, können Sie dessen Namen (etwa „Mücke“) auf ein Blatt Papier schreiben und das Sinuszeichen oder das spezifisch ausgetestete Symbol darübermalen. Dann übertragen Sie die Heilinformation auf Wasser und geben dies dem Kind zu trinken.
- → Wenn bei Kindern Insektenstiche immer wieder extrem anschwellen, dann liegt dahinter eine tiefere Ursache, die gefunden werden muss.

Fieber

- → Fieber ist eine Abwehrreaktion des Körpers gegen körperfremde Eindringlinge, die es dem Organismus leichter macht, diese zu bekämpfen. Es sollte deshalb möglichst nicht gleich unterdrückt werden.
- → Schreiben Sie auf ein Papier „Abwehrreaktion unterstützen“, malen Sie ein Y darüber und übertragen Sie diese Information dem Kind auf Wasser.
- → Bemalen Sie beide Handgelenke an den Innenseiten (die sogenannten „Entzündungszonen“) mit jeweils vier parallelen Querstrichen in grüner Farbe beziehungsweise mit der als optimal getesteten Farbe.

Schnupfen

- → Soweit der Schnupfen nicht eine allergische Reaktion ist, versuchen hier die Schleimhäute, Eindringlinge wie Viren oder Bakterien an Ort und Stelle „dingfest zu machen“, damit sie nicht woanders im Körper mehr Unheil anrichten. Über das Abschnäuzen kann der belastete Schleim dann nach draußen befördert werden.
- → Das leichtere Atmen können Sie unterstützen, indem Sie dem Kind links und rechts auf die Nasenflügel („wie bei einem Indianer ...“) jeweils fünf parallele grüne Striche malen.

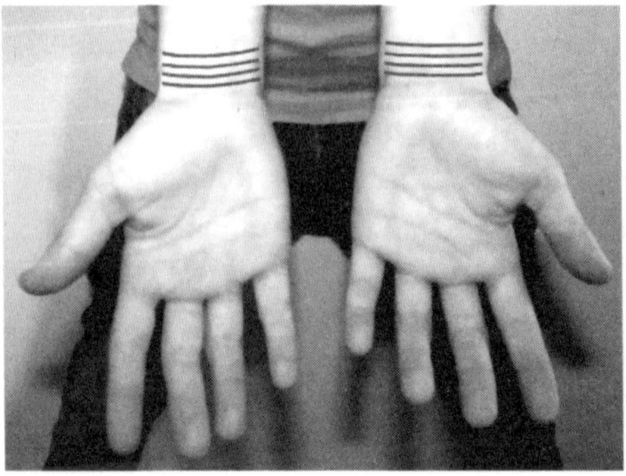

Bei Entzündungen haben sich vier Querstriche in Grün bewährt.

- Sind die Stirnhöhlen mitbetroffen, malen Sie je fünf parallele Querstriche in Grün über die Breite der Augenbrauen.
- Sind Nebenhöhlen mitbetroffen, malen Sie je fünf parallele Querstriche in Grün unter die Augen.
- Vom Sekret können Sie eine kleine Probe entnehmen, in ein kleines Plastiktütchen geben, das Sie mit dem getesteten Zeichen bemalen und dann auf Wasser übertragen. Das mit der Probe informierte Wasser dann schluckweise trinken.

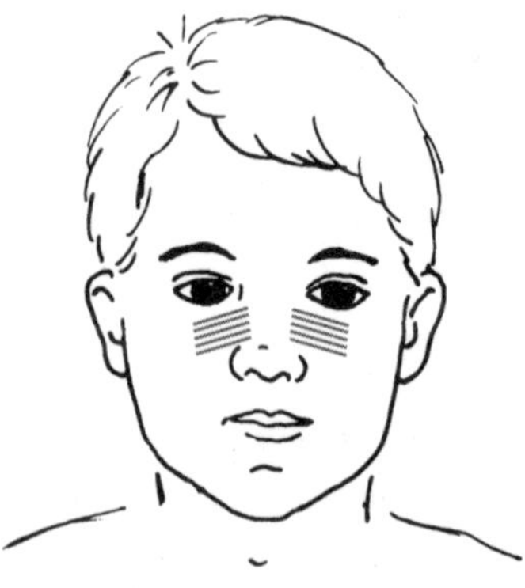

Bei verstopfter Nase helfen fünf Striche auf beiden Nasenflügeln.

Lymphknotenschwellung

→ Lymphknoten sind Auffangstationen für die Lymphe, die Reinigungsflüssigkeit unseres Körpers. Sind sie zum Beispiel bei einer Erkältung überlastet, können sie anschwellen oder auch verhärten.

→ Eine gute Unterstützung für den besseren Weitertransport der Lymphe aus den Lymphknoten ist das Y-Zeichen, das Sie direkt auf die betroffenen Lymphknoten aufmalen. Die Öffnung des Y sollte dabei in Richtung der nächsten Lymphabflussstation zeigen, damit die Lymphe dorthin abfließen kann.

Elektrosmogbelastung

→ Elektromagnetische Felder sind heutzutage allgegenwärtig und machen natürlich auch vor Kinderzimmern nicht halt. Selbst wenn im Kinderzimmer kein Computer oder Fernseher steht, kann Ihr Kind einer Belastung ausgesetzt sein. Diese Frequenzen dringen im Übrigen mit Leichtigkeit durch Wände und Mauern. Unruhiger Schlaf und andere körperliche oder seelische Probleme können die Folge sein.

→ Kleben Sie das Elektrosmog-Entstörsymbol (Bezugsquelle siehe Internetadressen im Anhang, Seite 185 f.) auf jedes Gerät im Umfeld des Kindes und am besten auch auf die Geräte in den Nachbarzimmern.

→ Sind externe Sendemasten ein Problem, so kann besonders die Blume des Lebens als Aufkleber am Fenster in Richtung des Senders gute Dienste leisten.

„Eltern verzeihen ihren Kindern die Fehler am schwersten, die sie ihnen selbst anerzogen haben."

Marie von Ebner-Eschenbach (1830–1916)

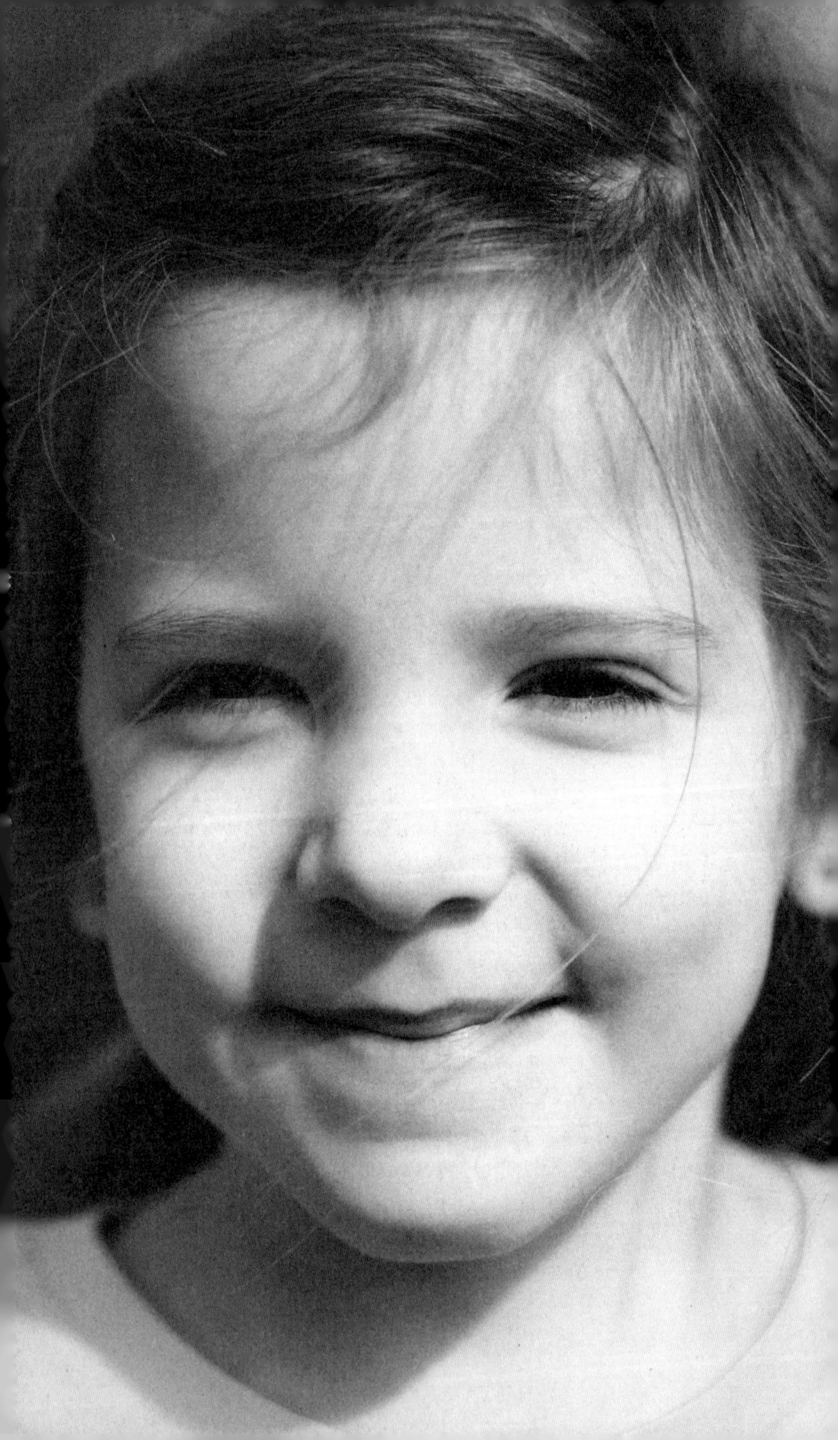

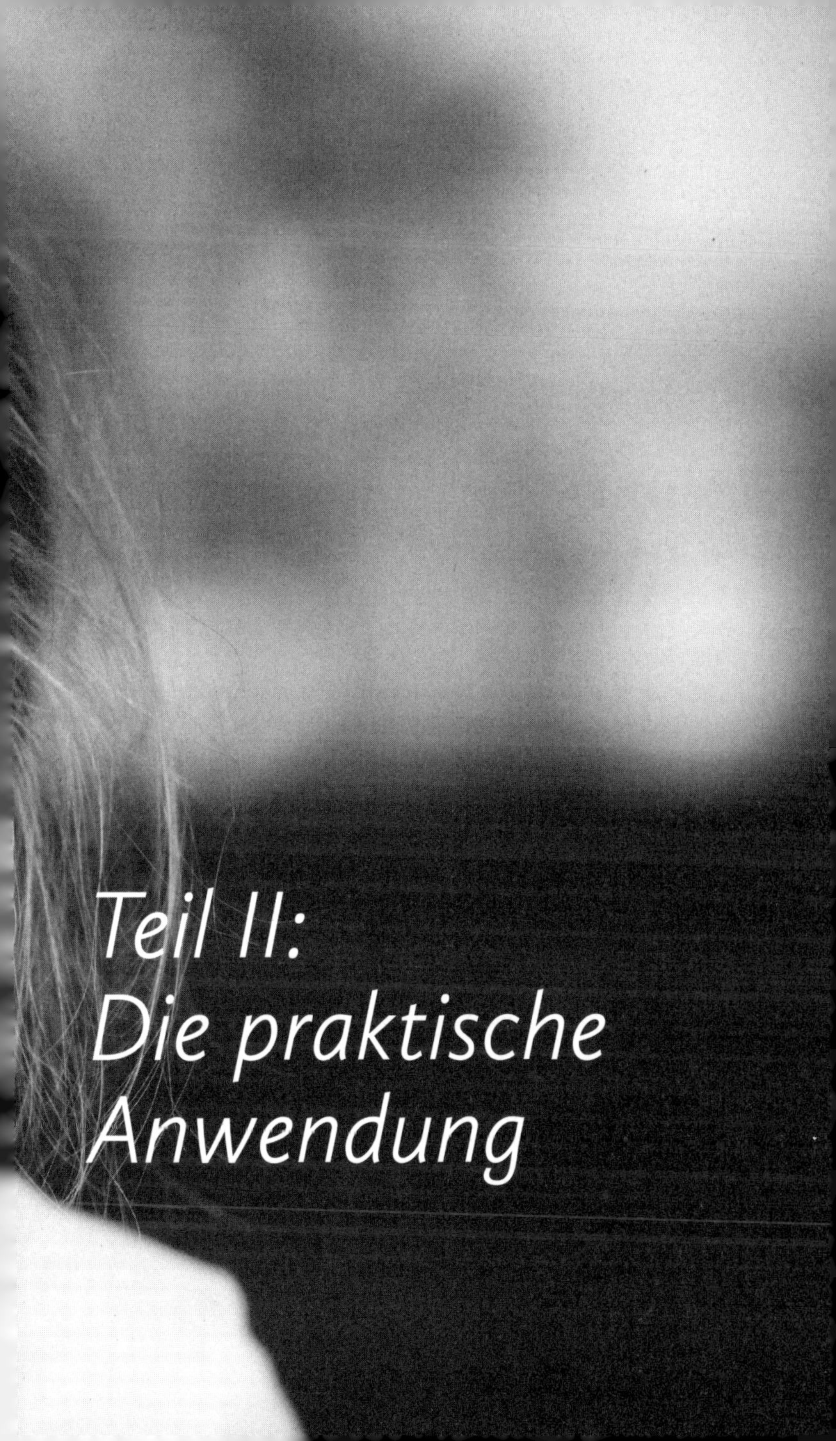

Teil II: Die praktische Anwendung

Vor jedem Behandlungsbeginn: Die Belastungsebenen austesten

Wie beim Erwachsenen auch, ist es bei Kindern wichtig auszutesten, wodurch Belastungen beziehungsweise Erkrankungen ausgelöst wurden. Besonders wenn es sich um außergewöhnliche Beschwerden handelt, um chronische Erkrankungen oder etwa um ständig wiederkehrende Infekte, sollte man sich bewusst die Frage stellen, ob es denn eine Ursache dafür gibt. Ansonsten werden selbst Methoden aus der Ganzheitsmedizin zu nichts anderem degradiert als zum „symptomatischen Rumdoktern".

Beispiel: Ein Kind leidet an ständig wiederkehrenden Infektionen. Wie immer gilt hier der historisch bedeutungsvolle Spruch des französischen Mikrobiologen Prof. Dr. Antoine Béchamp (1816–1908): „Die Mikrobe ist nichts – das Milieu ist alles." Denn Krankheitserreger wie Bakterien oder Viren können sich nur dort ansiedeln, wo ein meist saures Milieu im Bindegewebe vorherrscht.

Es gilt also, nicht nur den Feind zu bekämpfen, sondern das Immunsystem so umzustimmen, dass sich erst gar keine Krankheitserreger im Körper einnisten und ausbreiten können. Natürlich ist es wichtig, schwere Symptome und Schmerzen zu lindern, doch möglicherweise fängt das Kind jede Infektion ein, weil sein Immunsystem geschwächt ist. Ursachen dafür könnten sein, dass das Kinderbett auf einer Störzone steht, dass die Elektrosmogbelastung zu groß ist, dass das Kind zu vielem Schulstress ausgesetzt ist, zu wenig Vitalkost isst oder Ähnliches. Eine Ursachenforschung und -behebung macht in diesem Fall also sehr viel Sinn.

Testen Sie bei diffusen Beschwerden Ihres Kindes in jedem Fall immer folgende Fragestellungen:

→ „Ist die Ursache physischer Natur?“ (Ja/Nein)
  Beim Rutenausschlag „Ja“ gehen Sie die verschiedenen Möglichkeiten durch, zum Beispiel:
  - Ernährungsweise
  - Lebensweise
  - Medikamente bzw. Impfungen
  - geopathische Belastungen
  - Elektrosmog
  - Lärmbelastungen (Straßenverkehr)
  - Wohnraumgifte
  - Wohnraumsituation
  - etc.

→ „Ist die Ursache emotionaler Natur?“ (Ja/Nein)
  Beim Rutenausschlag „Ja“ gehen Sie Möglichkeiten durch, zum Beispiel:
  - familiäre Konflikte?
  - genug Zeit fürs Kind?
  - Fremdbetreuung stimmig durch Babysitter/Oma/Opa?
  - Probleme innerhalb des Freundeskreises Ihres Kindes?
  - Probleme mit Lehrern?
  - mangelnde Anerkennung?
  - Stressbelastungen?
  - Kind schon reif für Krippe/Kindergarten/Schule?
  - etc.

Im nächsten Kapitel bringen wir Ihnen auf dieser Basis ein anschauliches Beispiel für die grundsätzliche Vorgehensweise bei einer Wasserübertragung. Wasser ist das beste Trägermedium für alle Arten von Informationen, die wir in den Körper „hineinfließen“ lassen wollen.

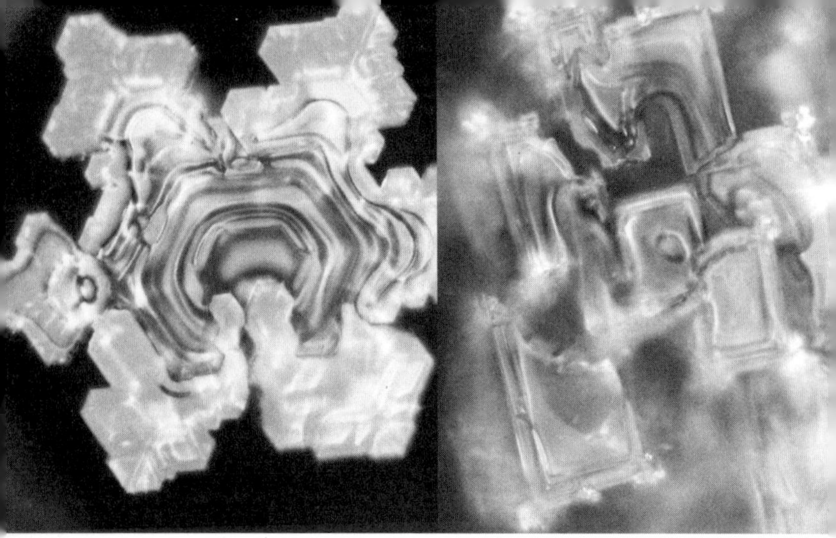

Die Struktur des Wassers nimmt Informationen gut auf.

Die Wasserübertragung

Die Wasserübertragung ist eine einfache und nahezu kostenfreie Methode, mit deren Hilfe wir unverträgliche Schwingungen in verträgliche verwandeln und unserem Körper diese Information über den Trägerstoff Wasser übermitteln. Die Wasserübertragung basiert auf dem „Links-Rechts-Effekt“: Der informierte Zettel wird vom zu behandelnden Kind in der linken Hand gehalten, ein Glas stilles Wasser in der rechten. Mittels Gedankenkraft übertragen wir nun innerhalb weniger Minuten die Information vom Zettel auf das Wasser. Das Kind soll dieses langsam und schluckweise trinken. Wenn das Kind noch zu klein ist, übernimmt die Mutter oder der Vater die Informationsübertragung.

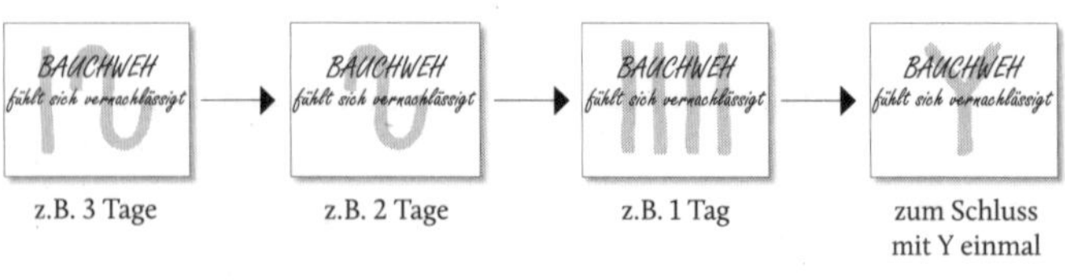

Heilung von Gefühlen

Als Elternteil sind Sie häufig in den Heilungsprozess involviert. So kann es beispielsweise sein, dass sich (Schuld-) Gefühle der Eltern auf das Kind übertragen, weil eine berufstätige Mutter das Gefühl hat, ihr Kind zu oft allein zu lassen, vielleicht weil ihr wirtschaftliche Zwänge keine andere Wahl ließen. Arbeiten Sie in diesem Fall mit den Methoden von Medizin zum Aufmalen auch an sich selbst. Als Mutter/Vater stehen Sie in sehr enger spiritueller Verbindung mit Ihrem Nachwuchs, sodass sich auch beim Kind Probleme/Beschwerden bessern können, wenn Sie sie bei sich selbst gelöst haben.

So gehen Sie richtig vor: Testen Sie den Grad der Belastung aus und malen Sie das entsprechende Zeichen direkt auf den Zettel über den Text, zum Beispiel 1-Strich-Sinus; testen Sie nun, wie häufig und wie lange das informierte Wasser eingenommen werden soll (zum Beispiel zweimal täglich, drei Tage lang).

Danach das getestete Folgezeichen auf dem nächsten Zettel anbringen, zum Beispiel Sinus; Häufigkeit und Dauer der Wasser-Einnahme austesten (zum Beispiel zweimal täglich, einen Tag lang). Zum Schluss einen Zettel (mit gleichem Text) mit dem Ypsilon versehen (manifestiert den Heilungserfolg) und noch ein letztes Mal auf Wasser übertragen. Das Ypsilon wirkt wie ein „Stempel", der quasi besiegelt oder bestätigt, dass diese Information jetzt zur Genüge aufgenommen wurde.

„Ein Kind ist eine sichtbar gewordene Liebe."

Novalis (1772–1801),
eigtl. Friedrich von Hardenberg

Die Behandlung von Säuglingen

Jede Mutter spürt, wenn es ihrem Baby nicht gut geht; doch solange ein Kind nicht ausdrücken kann, was ihm „fehlt", führt das oft zu Unsicherheit aufseiten seiner Eltern.

Wie teste ich einen Säugling?

Meist kommt die Mutter mit ihrem Baby zu einem Therapeuten, weil es viel schreit oder verändert oder kränklich aussieht; er muss sich dann auf die Schilderungen stützen, die ihm die Eltern geben. Die vermeintliche Ursache haben Sie vielleicht schon beim Arzt abgeklärt, aber das Symptom ist leider nicht verschwunden. Die tieferen Ursachen beim Säugling zu erkennen ist meist nicht so einfach. Babys haben eine andere „Sprache" als Erwachsene. Eine sorgfältige Beobachtung durch die Eltern über ungewohntes Verhalten oder sichtbare Symptome am Körper, wie zum Beispiel Durchfall, zeigen uns, dass etwas nicht stimmt.

Mithilfe der Einhandrute können wir unabhängig vom Alter des Kindes testen, was der Organismus beziehungsweise dessen Schwingungsfeld uns zu sagen hat.

Am besten testet man den Säugling, indem die Mutter (oder der Vater) das Kind auf dem Arm hält. Dabei ist es nicht entscheidend, ob es schläft oder wach ist. Die Aura des Kindes „verrät" die Dinge, die wichtig sind. Wenn Sie die Absicht haben, den Säugling zu testen, dann werden Sie dies auch erreichen, denn Ihr Bewusstsein ist der Chef!

Testen Sie zunächst die Symptome nach dem Wie-Frage-System des energetischen Kreises (siehe Testmethode im Anhang „Das Testverfahren der Neuen Homöopathie erlernen", Seite 187 ff.); also zum Beispiel:

→ „Wie ist Schreien?", „Wie sind die Blähungen?" oder „Wie ist der Hautausschlag?" und so weiter. Der getestete Begriff muss einen hohen Belastungsgrad (ab Grad 5) anzeigen, damit Sie mit ihm arbeiten können. Es kann sein, dass der vom Arzt festgestellte Begriff „Dreimonatskoliken" nur mit Grad 3 testet, aber der ähnliche Begriff „Bauchschmerzen" mit Grad 7, dann arbeiten Sie mit dem Wort „Bauchschmerzen", denn dieser ist Ihr Einstieg auf Ursachenebene.
→ Testen Sie mithilfe der Organtabelle im Anhang (siehe Seite 201) die Organe durch, vielleicht zeigt auch ein bestimmtes Organ einen hohen Belastungsgrad an.
→ Testen Sie die Ebenen der Belastung aus, also zum Beispiel: „Wie ist die körperliche Ebene (Belastung durch Ernährung, Medikamente oder Impfungen)?", „Wie ist die seelische Ebene (Emotionen/Gefühle)?" und „Wie ist die geistige Ebene (Hinweis, dass das Baby eventuell einen Konflikt der Eltern austrägt und die eigentliche Ursache gar nicht bei ihm selbst liegt)?" Dies liefert schon gute Hinweise, welcher Spur Sie folgen müssen. Es macht keinen Sinn, eine Impfunverträglichkeit auszuleiten, wenn der Säugling eigentlich wegen des Streites der Eltern Bauchschmerzen hat.
→ Fragen Sie vor dem Einsatz der Symbole immer, in welcher Form dies geschehen soll: direkt auf die betroffene Zone/das Organ aufmalen? Ein Pflaster auf der Innenseite bemalen und auf die Stelle kleben? Eine Wasserübertragung vorbereiten, indem Sie das Symptom oder das betroffene Organ mit darüber gemaltem Umkehrzeichen auf einen Zettel schreiben?
→ Testen Sie nach Auswahl des Heilimpulses immer aus, wie oft und wie lange (wie viele Tage) das Zeichen an dieser Körperregion verbleiben soll. Es kann sein, dass nach diesem Zeitraum ein anderes Zeichen benötigt wird.

Sonderfall: Die Zeichen beim Säugling anwenden

Wie bereits erwähnt, kann die Mutter, die ihr Baby im Arm hält, stellvertretend für den Säugling getestet werden. Der Behandler richtet sich dabei mental darauf aus, dass die Mutter das „Surrogat", also die Stellvertreterin für das Baby ist. Er kann beispielsweise Akupunkturpunkte am Körper der Mutter testen. Sollen Zeichen auf die Haut gemalt werden, kann auch dies stellvertretend am Körper der Mutter gemacht werden.

Will man eine Wasserübertragung durchführen, so kann diese bei nicht mehr gestillten Babys direkt auf den Inhalt des Fläschchens vorgenommen werden. Bei Stillbabys kann stellvertretend die Mutter die Wasserübertragung anstelle ihres Babys durchführen. Die seelische Beziehung zwischen Müttern und ihren Neugeborenen ist so eng, dass diese Stellvertretermethode in der Praxis sehr gut funktioniert.

Eine weitere geeignete Methode für Babys ist die Übertragung von Heilenergie auf Heilsteine. Wie bei der Wasserübertragung beschrieben, wird die Heilinformation von links nach rechts auf einen vorher in Wasser gereinigten und in der Sonne aufgeladenen Heilstein übertragen. Besonders eignen sich dafür die kristallinen Strukturen von Bergkristall, Rosenquarz und Amethyst. Den informierten Heilstein können Sie im Kinderzimmer platzieren.

Die Impfproblematik

Die Diskussion um den Sinn von Impfungen spaltet Impfbefürworter und -gegner in zwei Lager: Einerseits sind da die Eltern, die ihre Kinder aus Angst, Gewohnheit oder Nichtinformiertheit impfen, andererseits diejenigen, die nicht impfen, weil sie Nebenwirkungen und Schäden befürchten. Fakt ist, dass Impfstoffe und deren Zusatzstoffe wie chemische Medikamente zu behandeln sind. Sie sind dem lebenden Organismus „fremd". Energetisch betrachtet sind sie ein „Vergiftungsthema", das heißt, sehr oft testen sie unverträglich (Wert ab Grad 5). Wir empfehlen Eltern, vor jeder Impfentscheidung nicht nur den Rat des Arztes einzuholen, sondern auch eine unabhängige Impfberatungsstelle aufzusuchen – auf dieser Basis können Sie sich immer noch für oder gegen die Impfung entscheiden. Das Geschäft mit den Impfungen ist ein Geschäft mit der Angst vor Krankheiten. Mehrfachimpfungen bei sehr jungen Kindern und zu häufiges Nachimpfen sind auf jeden Fall eine Belastung für den noch unausgereiften Organismus, besonders für Säuglinge, bei denen sich die Immunabwehr noch im Aufbau befindet. Und wissen wir wirklich, wie acht oder zwölf verschiedene Impfstoffe (!) in einer Ampulle plus deren Zusatzstoffe, direkt über den Blutkreislauf in den Organismus gespritzt, bei unseren Kindern wirken?

Fallbeispiel: Fieber nach Impfung

Der elf Wochen alte Florian zeigte drei Tage lang hohes Fieber von 39 bis 40 Grad. Fiebersenkende Medikamente brachten die Temperatur nur kurz herunter. Die Testung der Körper-Seele-Geist-Ebenen zeigte nur bei der körperlich-stofflichen Ebene einen hohen Belastungsgrad von 7. Die körperliche Ebene wird zum Beispiel über Ernährung, Medikamente und Impfungen beeinflusst. Nur „Impfungen" zeigte mit Grad 7 belastet an. Es handelte sich also um eine Reaktion auf den Impfstoff – in diesem Fall nach erneuter Testung auf den Keuchhusten-Impfstoff. Dieser Begriff wurde auf einen Zettel geschrieben, mit „2-Strich-Sinus" übermalt und auf Florians Teefläschchen übertragen. Davon trank er jede Stunde einen Schluck, woraufhin das Fieber allmählich sank.

Unverträgliche Impfungen ausleiten

Mit der Körbler'schen Strichcode-Methode können wir unverträgliche Impfungen folgendermaßen ausleiten:

- Testen Sie alle Impfungen, die das Kind laut Impfpass beziehungsweise Information der Eltern erhalten hat, von Grad 1 bis 8 aus.
- Schreiben Sie den Namen der problematischen Impfung (ab Grad 5) auf ein Blatt, nachdem Sie dessen optimale Farbe getestet haben.
- Schreiben Sie das getestete Umkehrzeichen darüber.
- Übertragen Sie, stellvertretend für das Kind, die Heilinformation auf ein geeignetes Trägermedium, zum Beispiel auf Wasser oder Tee.
- Testen Sie, ob eine Wiederholung notwendig ist.
- Testen Sie, welches Zeichen eventuell im Anschluss verwendet werden soll (unter Verwendung des gleichen Wortes).

Was hat der Säugling von den Eltern „mitgebracht"?

Aus energetisch-spiritueller Sicht ist es kein Zufall, höchstens ein „ZU-FALL", dass genau dieses Kind bei diesen Eltern seinen Platz gefunden hat, mehr noch, genau hier an diesem Ort und unter diesen Lebensbedingungen seine Lernerfahrungen als Seelenwesen machen wollte. Aus dieser Sicht ist es nicht so entscheidend, was das Kind an Erbanlagen oder an genetischer Disposition von den Eltern (oder vorangegangenen Generationen) mitgebracht beziehungsweise übernommen hat; der Säugling kann aber auch „in Resonanz" treten mit den unerledigten Themen der Eltern oder zum Beispiel auch der Großeltern. Das symptomatische Geschehen auf der Körperebene kann dann unter Umständen ausdrücken, dass das Kind ein emotionales Thema seiner Vorfahren zeigen möchte, um die entsprechenden Personen aufzufordern, das Thema zu lösen. Diese „Sprache" des Säuglings zu interpretieren haben wir meist verlernt, aber es ist der Vorteil eines energetischen Testsystems, dass wir den wahren Ursachen der Beschwerden und vor allem der Frage „Wer ist verantwortlich?" (nicht aber schuldig!) für diese Beschwerden auf die Spur kommen. So kann bei der Abfrage mit der Einhandrute durchaus herauskommen, dass es keinen Sinn macht, den Säugling selbst zu behandeln, sondern dass Mutter oder Vater eine Behandlung benötigen, um ein blockiertes und verdrängtes emotionales Thema zu lösen. Dadurch verändert sich das elektromagnetische Resonanzfeld (die Aura) des Behandelten, in dem das Kind sich ja aufhält, und nach dem Motto „Wie du in den Wald hineinrufst, so hallt es zurück" kann das Kind ruhiger und „gesünder" reagieren, wenn der Erwachsene sein Resonanzfeld harmonisch verändert hat.

Die Testfrage, die deshalb vor einer Behandlung von Kindern für Mutter/Vater interessant ist, lautet: „Trägst du selbst die Ursache für deine Erkrankung?", beziehungsweise: „Hat es Sinn, dich zu behandeln? Oder sollte jemand in deinem Umfeld behandelt werden?" Es kann sein (hierzu austesten: „Wer bekommt die Heil-Information?"), dass ein unerledigtes Thema der Mutter für eine Wasserübertragung formuliert werden muss, aber das Kind, oder Kind und Elternteil gleichzeitig, das informierte Wasser zu trinken bekommen sollen.

Vorgeburtliche Ursachen

Babys und kleine Kinder sind noch sehr eng mit Seelenwelten verbunden, die mit ihrer kosmischen Herkunft zu tun haben. Je jünger sie sind, desto mehr spürt man, dass sie dem „Göttlichen" oder „Magischen" verhaftet sind. Sie sind einerseits aus der Geborgenheit der mütterlichen Geburtshöhle

Das Wunder des Lebens

Auch wenn die Verfechter des Paragrafen 218 StGB ganz anderer Meinung sind: Das Leben beginnt spätestens mit dem Zusammentreffen der männlichen Samenzelle und der weiblichen Eizelle.

Bereits in diesem Moment, in dieser winzig kleinen, neu entstandenen Zelle, ist alles bis auf die letzte Kleinigkeit angelegt: Entwicklung, Aussehen, Fähigkeiten und individuelle Merkmale.

Bereits am 22. Tag nach der Befruchtung sind die Herzorgane ausgebildet, und das Herz beginnt zu schlagen. Am 28. Tag sind Arme und Beine als kleine Knospen erkennbar.

Die spannendste Frage ist aber: Ab wann beginnt mein Baby, etwas zu fühlen?

Die Bewusstseinstheorie

Bewusstsein, Denken und gezielte Bewegungen sind von den Nervenzellen abhängig, sagen die Mediziner. Zum Funktionieren müssen diese Nervenzellen Synapsen bilden, das heißt also, sich vernetzen und Anschluss an die Organe finden, die wiederum über die Nervenzellen des Rückenmarks mit dem Gehirn in Verbindung stehen. Erst dann können Reaktionen stattfinden.

Auch dieser Prozess beginnt beim Fötus sehr früh – nämlich zwischen dem 16. Tag und dem ersten Herzschlag. Bis zur neunten Lebenswoche sind dann alle Nervenverbindungen zu Haut, Muskeln und Rückenmark fertiggestellt.

Die Schwelle zum „Erleben“, nach medizinischer Definition, erreicht Ihr Baby in der 22. Woche, denn dann werden Hirnströme messbar, und ab Mitte des vierten Monats kann es sogar schon richtig hören.

Klänge als erste sinnliche Erfahrung

Seit 1981, als der Pariser Hals-Nasen-Ohren-Arzt Alfred Tomatis seine erste bahnbrechende Studie „Der Klang des Lebens" veröffentlichte, wissen wir, dass das Hören die erste sinnliche Erfahrung ist, die das Baby im Mutterleib macht. Töne und Schwingungen werden neben den gurgelnden Lauten des Fruchtwassers vom Baby aufgenommen, was bestimmte Reize im Gehirn auslöst, in der Folge auch Gefühle.

Die drei Informationskanäle

Neben dem Hörsinn verfügt der Fötus aber noch über zwei weitere Informationskanäle. Einmal über den Austausch von Körperflüssigkeiten, zum anderen über die Wahrnehmung der Schwingungen des Fruchtwassers. Was aber von der modernen Technomedizin nicht erfasst oder gemessen werden kann, ist die Seele des Ungeborenen. Und hier betreten wir philosophisches oder auch religiöses Terrain.

Über das Seelenleben des Ungeborenen

Viele Therapeuten und Philosophen gehen davon aus, dass von Beginn der Schwangerschaft an eine „Bewusstheit der Seele" besteht und damit natürlich auch ein Empfinden dieses Seelenwesens. Das ist auch der Grund, warum das Kind alle Gefühle der Mutter vom Zeitpunkt der Befruchtung an mitbekommt. Anfangs ist die Verbindung zum Körper noch locker, doch sie festigt sich von Tag zu Tag. Wolf-Dieter Storl, Kulturanthropologe und Ethnobotaniker, glaubt sogar, dass die Kinderseele den Bauch verlassen und die Mutter umschweben kann. Dann spielt sie mit Singvögeln, tanzt mit Schmetterlingen und erlebt regelrechte Abenteuer im

Reich der Natur. Dieses Umschweben sei es auch, das der werdenden Mutter ihre Anmut und Ausstrahlung während der Schwangerschaft verleiht. Je näher der Geburtstermin heranrückt, desto mehr bindet sich die Seele wieder an den Mutterleib.

Das Autorenteam Dahlke & Zahn umschreibt den fast orgiastischen Zustand, in dem sich ein Embryo in der Gebärmutter befinden mag, folgendermaßen: „In seinem Fruchtblasen-Universum können Einheitserfahrungen rauschhafte Ausmaße annehmen, und ozeanische Gefühle von unbegrenzter Weite und freiem Schweben in einer traumhaften Wasserwelt erfüllen das Kind nicht selten mit ekstatischer Freude."

Diese Ansicht der vorgeburtlichen Erfahrungen und Empfindungen teilen viele Therapeuten, denen Patienten in psychoanalytischen Sitzungen oder unter Hypnose ihre Erfahrungen im Mutterleib bis ins allerkleinste Detail geschildert haben.

Emotionale Zuwendung von Anfang an

Wenn wir der These vom Seelenleben folgen, wird klar, wie wichtig die emotionale Zuwendung zu Ihrem Kind ist, und zwar von Beginn der Schwangerschaft an – nicht erst ab einem von Medizinern errechneten Termin, ab dem diese glauben, dass das Ungeborene eine Empfindungsfähigkeit besitzt.

Auch wenn Sie es womöglich albern finden: Sprechen Sie ruhig mit Ihrem Kind, auch wenn es noch so klein sein mag, betätscheln Sie Ihren Bauch, begrüßen Sie den neuen Erdenbürger, und heißen Sie ihn willkommen! Denn so können Sie von Anfang an das Urvertrauen Ihres Kindes ins Leben stärken.

herausgefallen, andererseits aber auch aus ihrer „kosmischen Geborgenheit“, dem „Mit-allem-EINS-Sein“. Sie sind auf die Erde gekommen und mussten hier sehr schnell das Erlebnis des „Getrennt-Seins“ erfahren. Und das macht in erster Linie eines: ANGST.

Die Vernunft reift erst im Laufe der Jahre heran und auch das Gewöhnen an alles, was für uns Erwachsene „normal“ ist. Das Baby muss all diese Dinge erst kennenlernen. Geister, Gespenster und Träume sind für Säuglinge und kleine Kinder genauso wirklich wie das „reale Leben“. Deshalb müssen wir Eltern so geduldig sein und dem Kind genügend Zeit lassen, dies alles zu lernen und zu bewältigen. Dass es uns einst selbst so erging, hat das Tagesbewusstsein vergessen – auf der Zellebene aber sind diese oft traumatischen Erlebnisse sehr wohl gespeichert und können unter Umständen irgendwann im Leben auch körperliche oder emotionale Beschwerden verursachen.

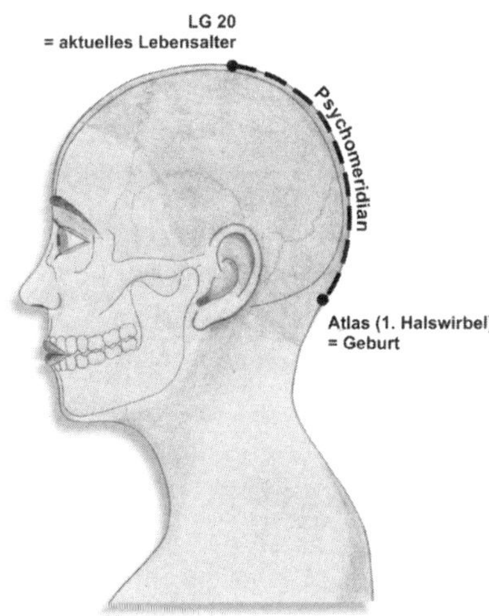

Mithilfe des Psychomeridians lassen sich traumatische Ereignisse in zeitlicher Abfolge testen.

Auf der Lebenslinie am Hinterkopf (Psychomeridian) können Sie testen, zu welchem Zeitpunkt bei Ihrem Kind eventuell ein traumatisches Erlebnis seine Spuren hinterlassen hat. Wenn Sie bis zur Geburt keinen negativen Ausschlag ab Grad 5 erhalten haben, kann es sein,

dass die Blockade – sofern vorhanden – in der Schwangerschaft oder noch davor lag. Fragen Sie einzeln ab:
„Wie ist …
→ … Geburt?“
→ … Schwangerschaft?“
→ … Empfängnis?“
→ … Zeitraum vor der Empfängnis?“
→ … karmisches Thema?“

Diese Themen eignen sich jeweils als Einstiegsbegriffe für die Formulierung einer Wasserübertragung, Sie müssen aber noch das blockierte Gefühlsmuster finden, das außerdem auf den Zettel möchte, bevor Sie die Zeichen dazumalen. Als Hilfsmittel können Sie die Liste „Gefühle der Fünf Elemente“ (siehe Seite 198) oder die „Psychische Zuordnung der Wirbel“ (siehe Seite 202 f.) aus dem Anhang benutzen.

Fallbeispiel: Bauchkrämpfe

Eine Mutter kam mit ihrem drei Monate alten Baby zur Behandlung wegen Bauchkrämpfen, Stuhlverhaltung und damit verbundenen heftigen Schreiattacken. Die energetische Abfrage „Wer trägt eigentlich das Thema?“ ergab „die Mutter“. Daraufhin wurde zunächst mit der Mutter weiter getestet, und es fand sich ein blockiertes Thema, ein Streit mit deren Mutter vor vielen Jahren, woraufhin sie den Kontakt zu dieser abgebrochen hatte. Auf ein Blatt wurden untereinander die Begriffe „Bauchkrämpfe“ und darunter „Streit mit der Mutter“ geschrieben und mit dem gemessenen Zeichen für Grad 6 = 1-Strich-Sinus übermalt. Das informierte Wasser sollte die Mutter trinken und auch der Säugling bekommen, woraufhin die Koliken deutlich leichter wurden.

Das Ahnenfeld bereinigen: Systemische Harmonisierung mit Symbolen

Gleichwohl spannend wie interessant ist es, belastete Beziehungen zu den Vorfahren des Kindes sichtbar zu machen und zu bereinigen. Das können Sie gut und einfach auf dem Papier für Ihr Kind tun (nicht nur für Säuglinge). Körperliche Beschwerden und Verhaltensprobleme können mit unbewussten Bindungen auf seelischer Ebene zusammenhängen, die wie Gummifäden am Kind kleben und seinen eigenen freien Weg blockieren. Durch das Lösen von Verstrickungen mit den Schicksalen anderer Familienmitglieder kann das Kind seinen „richtigen" Platz im Leben finden. Für jede Person, die aufgemalt werden soll, malen Sie einen Kreis. Beginnen Sie mit dem Kreis für Ihr Kind und schreiben Sie seinen Namen oder ein Kürzel hinein. Benutzen Sie ein genügend großes Blatt, zum Beispiel im DIN-A3-Format.

Fragen Sie mit der Rute ab:

- „Welche Person soll außer dem Kind auf das Papier gemalt werden (Vater, Mutter, Großvater, Großmutter [väterlicherseits, mütterlicherseits], Geschwister, Generationen vorher)?"
- Malen Sie noch einen leeren Kreis für eine Person, die Sie gar nicht kennen, die aber vielleicht eine Rolle im Familiensystem spielt.
- Markieren Sie in jedem Kreis, welche Person damit gemeint ist (Sie können den Namen oder ein Kürzel in den Kreis hineinschreiben).
- Ziehen Sie nun Verbindungsstriche vom Kind ausgehend zu allen anderen Kreisen.
- Fragen Sie anschließend mit der Rute ab, WIE die Verbindungen des Kindes zu den anderen Personen sind, indem

Sie Ihren linken Zeigefinger der Reihe nach auf alle Verbindungslinien legen.

- Verbindungslinien, die ab Grad 5 eine Belastung zu dieser Person anzeigen, bemalen Sie mit dem jeweils getesteten Körbler'schen Umkehrzeichen.
- Es kann aber auch sein, dass von Fall zu Fall ein anderes Symbol besser geeignet wäre. In diesem Fall fragen Sie, ob Sie diese ungesunde Verbindung mit einem Körbler'schen Strichcode oder besser mit einem anderen Symbol, das Sie zur Verfügung haben, harmonisieren können.
- Sehen Sie sich nach Aufmalen der Symbole das Gesamtbild an, während Sie dessen Grad testen. Wenn das System richtig harmonisiert wurde, sollte jetzt Grad 1 herauskommen.

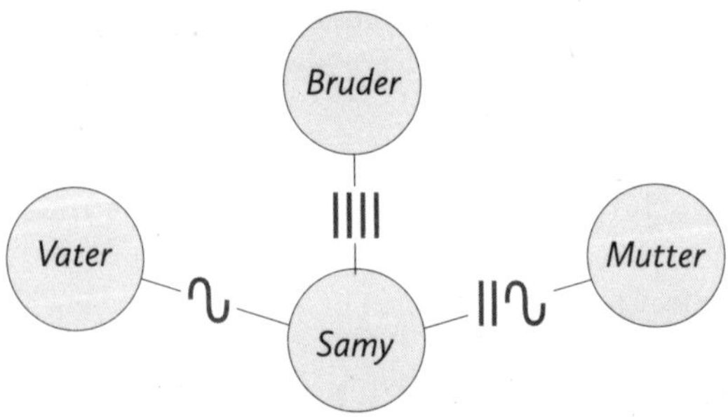

Bereinigung des Familienfeldes mit Körbler'schen Strichcodes.

- Fragen Sie anschließend, was mit dem Bild getan werden soll:
- „Soll ich es an einen bestimmten Ort legen ... oder soll ich es aufhängen (Küche, Nachtkästchen und so weiter)?", „Wie lange?"
- „Soll ich es am Körper auflegen?", „Wie oft?", „Wie lange?", „Wie viele Tage insgesamt?"

- „Soll ich es auf Wasser übertragen?", „Wie oft am Tag?", „Wie lange insgesamt?"
- „Wer soll das Wasser/den Tee o.a. trinken? Ich, das Kind oder sonst jemand in der Familie?"

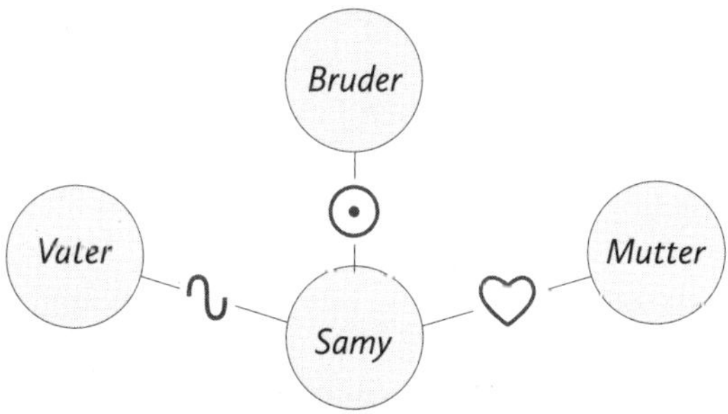

Ein Familienfeld, das mit Symbolen harmonisiert wird. Hilfreich ist hier auch das Kartenset „Medizin zum Aufmalen".

Fallbeispiele und Behandlungsmöglichkeiten

Die folgenden Beispiele zeigen exemplarisch, wie Sie mit den Zeichen und Symbolen umgehen können. Dennoch ist jeder Fall unterschiedlich und so kann es sein, dass Ihr Baby eine andere Behandlung benötigt. Wir müssen bei jedem Menschen immer individuell testen, auf welche Weise die Zeichen am besten wirken können. Sehr hilfreich ist deshalb die Testliste „Einsatzmöglichkeiten der Symbole" im Anhang, Seite 197. Möchten Sie einen Zettel für eine Wasserübertragung formulieren, ist es wichtig, einen Begriff/ein Symptom zu finden, der/ das einen Rutenausschlag ab Grad 5 oder höher erzeugt, denn nur dieser zeigt eine Blockade an und kann mit Zeichen harmonisiert werden. Es kann zum Beispiel sein, dass bei einem schlaflosen Kind der Begriff „Schlaflosigkeit" nur mit Grad 3 testet, obwohl das Kind doch tatsächlich schlaflos ist – der Begriff „Ruhelosigkeit" könnte dagegen mit Grad 6 testen; dann würden Sie diesen Begriff auf den Zettel schreiben und das geeignete Zeichen dazumalen. Bei den folgenden Beispielen finden Sie geeignete Begriffe rund um das jeweilige Thema als Testvorschläge.

Probleme mit dem Stillen

Anna hatte keine große Lust, an der Mutterbrust zu trinken, die Mutter entwickelte eine Brustentzündung mit Verhärtungen. Dies ging so weit, dass der Arzt der Mutter empfahl, die Brust aufschneiden zu lassen, damit der Eiter abfließen könne, was die Mutter aber auf keinen Fall wollte. Als für die Behandlung der Brust geeignet testeten das Sinuszeichen und das Zeichen „Gottvertrauen" (= Punkt mit Kreis); diese Zeichen sollten auf die verhärteten Stellen der Brust aufgemalt werden. Zusätzlich übertrug die Mutter die Worte „Brustentzündung" und „Sieht keinen Ausweg" mit darübergemaltem 2-Strich-Sinus einige Tage auf Wasser, woraufhin die Schwellung langsam zurückging und damit auch die Schmerzen beim Stillen. Für den Säugling wurde ein grünes Papier mit den Worten „Trinken" und „Lustlos" geschrieben und darunter das Symbol Triskele (aus dem Kartenset „Medizin zum Aufmalen") gemalt. Diese Botschaft übertrug die Mutter auf Wasser, wovon sie ihrem Baby jeden Tag dreimal im Zeitraum einer Woche zu trinken gab. So harmonisierte sich langsam das Verhältnis zum Stillen sowohl bei der Mutter als auch beim Kind und die körperlichen Symptome klangen ab.

Mögliche Begriffe für die Wasserübertragung:
„Stillen" – „Stillprobleme" – „Milch" – „Brust" – „Mutterbrust" – „Mutter" – „Trinken" – „Verhärtung" – „Schwellung" – „Entzündung" – „Saugen" – „Eiter" – „Ernährung".

Das unruhige Baby

Ruhelosigkeit und Schlafstörungen beim Säugling können mannigfaltige äußere und innere Ursachen haben. Zunächst müssen wir Geduld aufbringen und dem Kind die Zeit gewähren, seinen eigenen (Wach-/Schlaf-)Rhythmus auf dieser Welt zu finden. Aber auch Lärm, Stress, Streit der Eltern oder Geschwister sowie „diffuse" Ängste, für die wir keine Erklärung finden, können das Baby ängstlich und ruhelos werden lassen. Denken Sie daran: Die Geister-, Traum- und Nachtwelten sind noch sehr real und nah in diesem Alter.

Mithilfe der Tabelle „Gefühle der Fünf Elemente" (siehe Anhang, Seite 198) testete als seelische Ursache bei Niklas das Thema „Sich verletzt fühlen" mit Grad 7 sehr stark belastend. Dieses Wort wurde zusammen mit dem Begriff „Ruhelosigkeit" auf ein rosa Papier geschrieben und mit 2-Strich-Sinus übermalt. Die Mutter übertrug die Information zweimal täglich eine Woche lang auf das Teefläschchen. Danach für eine weitere Woche mit dem Sinuszeichen. Parallel dazu speicherte die Mutter das Zeichen „Das Dreifache Sein" (siehe Kartenset „Medizin zum Aufmalen") auf eine blaue Decke, die dem Baby ins Bettchen gelegt wurde. Das tat dem Kind sichtlich gut, es wurde wesentlich gelassener.

Die Information, die auf dem Zettel steht, können Sie zum Beispiel auch auf das Kopfkissen, den Beißring oder ein Kuscheltier Ihres Babys übertragen.

Mögliche Begriffe für die Wasserübertragung:
„Unruhe" – „Ruhelosigkeit" – „Schlaflos" – „Schlaf" – „Schlafstörung" – „Nacht" – „Herumwälzen" – „Schreien" – „Weinen" – „Träumen" – „Angst" – „Einschlafen" – „Durchschlafen" – „Stress" – „Ruhe" – „Eltern" – „Streit" – „Lärm" – Rhythmus".

Dreimonatskoliken

Über die Ursachen der „Dreimonatskoliken", die Jungen öfter plagen als Mädchen, sind sich auch Kinderärzte nicht einig. Die Interpretationen reichen von „ungenügender Ausreifung des Verdauungstraktes" über „allergische Dispositionen" bis hin zu „allgemeiner Empfindlichkeit" und „zu wenig Schutz und Körpernähe". Obwohl in Ländern, in denen die Kinder täglich über Stunden direkt am Körper getragen werden, diese Art des Bauchschmerzes sehr viel seltener auftaucht, ist dies in unseren Breiten leider keine Garantie, dass die Koliken damit aufhören. Kinder mit viel Körperkontakt sind genauso betroffen wie andere. Warum das Thema der Koliken mit dem vierten Monat bei fast allen Betroffenen verschwindet, ist unbekannt, aber zumindest ein Trost für betroffene Eltern.

Nachdem Julian nach fast jedem Stillen heftige Schreiattacken mit angezogenen Beinchen bekam, was auf starke Bauchschmerzen schließen ließ, pumpte die Mutter die Milch ab und bemalte das Fläschchen auf zwei Seiten mit dem Ypsilon-Zeichen („Y"), um die Milch verträglicher zu machen. An die Vorderseite des Windelüberhöschens (aus Wolle) wurde auf Bauchhöhe eine hellgrüne Blume des Lebens aus Stoff aufgenäht (Bezugsquelle siehe Internetadressen, Seite 185 f.). Außerdem stellte sich die Mutter vor, wie um das Bettchen herum die Botschaft „Harmonische Verdauung" in die Aura des Kindes hineinfließt. Sie wiederholte dies öfter. Daraufhin wurden die Verdauungsprobleme deutlich weniger.

Mögliche Begriffe für die Wasserübertragung:
„Koliken" – „Bauchschmerzen" – „Bauch" – „Verdauung" – „Schreien" – „Blähungen" – „Nahrung" – „Milch" – „Darm" – „Dünndarm" – „Magen" – „Ausscheidung" – „Nahrungsaufnahme" – „Krümmen" – „Beine anziehen".

Neurodermitis

Zur Thematik des „atopischen Ekzems", meist bekannt als „Neurodermitis", ist viel geschrieben und an Ursachen vermutet worden: erbliche Veranlagung, Ernährung, Psyche und Stress, fehlgeleitetes Immunsystem. Wahrscheinlich spielt dies alles zusammen - und letztendlich ist es schwierig festzustellen, warum und in welchem Ausmaß diese juckende und brennende Hauterkrankung bei immer mehr Kindern Raum greift.

Kommen Babys mit Neurodermitis auf die Welt, liegt die Vermutung nahe, dass die energetische Ursache bereits während der Schwangerschaft oder gar vor der Empfängnis entstanden ist. Bei der Ursachensuche über die Lebenslinie „Psychomeridian" tauchen öfter auch karmische Themen auf, so zum Beispiel „Verbrennungen" in früheren Inkarnationen. Da die Haut auch die emotionale Grenze des Organismus ist, spielen hier ebenfalls seelische Themen wie „Nähe/Liebe wünschen" und „Nähe ablehnen" eine große Rolle.

Erfahrungsgemäß dauert die Behandlung dieser Hauterkrankung längere Zeit. Werden Sie nicht ungeduldig - Kinder haben gute Chancen, auch ohne Kortison beschwerdefrei zu werden. Äußerlich unterstützend können Sie sich eine geeignete Creme austesten (parfümfrei, nicht zu fett), die Sie vor dem Auftragen mit einem als optimal getesteten Zeichen informieren.

Die zwölf Monate alte Nicole kam bereits mit Neurodermitis auf die Welt. Bei der Testung am Hinterkopf - um den Zeitraum für die Ursache zu finden - war zurückgehend bis zur Geburt kein negativer Ausschlag der Rute feststellbar. Die Phase der „Schwangerschaft" testete jedoch mit Grad 7, also „stark belastet".

Die Schwangerschaft war zeitweise für die Mutter sehr belastend gewesen, weil ihr Freund öfter mit Trennung gedroht hatte, sodass das Vertrauen in die Beziehung sehr gelitten hatte. Es wurde ein gelber Zettel mit folgenden Worten erstellt: „Schwangerschaft – Angst vor Trennung – Misstrauen." Darüber wurde „2-Strich-Sinus" gemalt und das Ganze auf Wasser übertragen. Dieses Wasser tranken sowohl die Mutter als auch Nicole über fünf Tage. Danach sollten die Worte neu geschrieben und mit vier Strichen übermalt werden (für sieben Tage), danach noch einen Tag mit „Y".

Nicoles Mutter malte zudem ein Bild von ihrer Schwangerschaft, auf dem sie die Gefühle ausdrückte, die sie gehabt hatte, als Nicole in ihrem Bauch und der Freund nicht anwesend gewesen war. Auf die Frage, was wir mit diesem Bild tun sollten, folgte via Tensor die Antwort: „Eine positive Botschaft daraufschreiben." Wir testeten „Ich bin sicher auf allen Ebenen" (Satz gefunden in der Tabelle „Psychische Zuordnung der Wirbel", siehe Anhang Seite 202 f.). Über diesen Satz malte die Mutter ein „Y".

Dieses Bild sollte sie an einem guten Platz aufhängen und öfter betrachten. Sie gewann allmählich mehr Vertrauen in die Partnerschaft; gleichzeitig besserten sich Nicoles Symptome nach und nach.

Testen Sie individuell aus, welcher Begriff rund um das Thema jeweils der am besten geeignete ist.

Mögliche Begriffe für die Wasserübertragung:
„Neurodermitis" – „Ekzem" – „Jucken" – „Kratzen" – „Brennen" – „Ausschlag" – „Haut" – „Geburt" – „Schwangerschaft" – „Empfängnis" – „Nähe" – „Berührung" – „Liebe annehmen" – „Körperlichkeit".

Zahnungsprobleme

Wenn das erste Zähnchen kommt, spüren die Eltern meist deutlich, dass jetzt eine neue Phase im Leben ihres Kindes beginnt. Viele Mütter hören jetzt, schon aus praktischen Gründen, mit dem Stillen auf und das Kind muss lernen, sich unter Verzicht auf die mütterliche Milch mit anderer Nahrung „durchzubeißen".

So steht der Durchbruch der ersten Zähne symbolisch für den Entwicklungsschritt in die eigene Durchsetzungsfähigkeit und Unabhängigkeit, was ungewohnt ist und deshalb körperliche und seelische Schmerzen bereiten kann. Die Eltern leiden in dieser Zeit oft unter der Aggression, dem Zorn und der Unleidlichkeit ihrer Kinder, was einiges an Geduld und Abwarten erfordert. Aber auch diese Phase geht vorbei und kann energetisch abgemildert werden.

Maximilian weinte und schrie viel, als seine ersten Zähne durchbrechen wollten. Er hatte außerdem ein rotes Gesicht und erhöhte Temperatur. Die Mutter fotografierte Maximilians Gesicht und bemalte auf dem Foto die Stelle, an der sich ein Zahn im Zahnfleisch bereits andeutete, mit einem „Sinus". Dieses Bild übertrug sie Maximilian auf sein Teefläschchen. Da es dem Jungen offensichtlich guttat, auf einem harten Brotkanten herumzukauen, legte die Mutter diesen vorher immer auf eine „Blume des Lebens", um das Brot positiv zu beeinflussen. Diese Maßnahmen zeigten bei Maximilian sichtlich positive Wirkung.

Mögliche Begriffe für die Wasserübertragung:
„Zahnen" - „Zähne" - „Zahndurchbruch" - „Zahnfleisch" - „Durchbruch" - „Durchbeißen" - „Aggression" - „Wut" - „Schreien" - „Weinen" - „Zahnschmerzen" - „Schmerzen".

Exkurs: Babypflege

Sanfte Pflege für zarte Haut

Babypflege dient keineswegs nur der Hautreinigung, denn Pflegezeit ist Schmusezeit. Der innige Kontakt zwischen Mutter/Vater und Baby, zärtliches Streicheln, Liebkosen und Massieren bedeutet noch viel mehr als bloße Hautreinigung: Für den kleinen Erdenbürger ist es Nahrung für die Sinne. Natürlich kann im Alltag nicht jedes Windelwechseln, Baden oder Eincremen zu einem Schmusefest der Sinne werden, aber so oft es Ihre Zeit erlaubt, sollten Sie Ihr Baby bei den täglichen Reinigungszeremonien mit Streicheleinheiten und zarten Berührungen verwöhnen. Ihr Baby fühlt sich glücklich und geborgen – eine Erfahrung, die die gesamte seelische Entwicklung positiv beeinflusst.

Weniger ist mehr

Babyhaut ist zart und sehr empfindlich, aber der natürliche Hautschutz des Neugeborenen funktioniert schon recht gut, sofern man die Haut nicht durch übertriebene Babypflege irritiert. Denn auch häufiges Waschen kann den natürlichen Säureschutzmantel der Haut, der sich gerade in den ersten Wochen aufbaut, schädigen. Deshalb gilt heutzutage die Empfehlung, dass ein bis zwei Bäder pro Woche vollkommen ausreichend sind. Um die zarte Babyhaut auch vor Reizungen oder Hautallergien durch zu aggressive Substanzen zu schützen, sollten Sie die Kleidung nur mit verträglichem Waschpulver oder Waschmitteln aus dem Bioladen reinigen. Wenn die zarte Babyhaut dennoch sehr sensitiv auf Pflegeprodukte reagiert, malen Sie ein „Y“ auf die Produktpackung – denn das Ypsilon macht Unverträgliches verträglicher für den Organismus.

Babys erster Badespaß

Baden Sie Ihr Baby erst, nachdem der Nabel vollständig verheilt ist. Gerade am Anfang braucht es keinen Badezusatz, nur lauwarmes Wasser. Nur wenn Babys Haut zu Trockenheit neigt, empfiehlt sich ein rückfettendes Badeöl. Sowohl das Badewasser als auch Lotionen oder Cremes können mit positiven Botschaften wie „Wohlfühlen", „Harmonisieren" oder „Geborgen sein" informiert werden. Treten gelegentlich Hautirritationen beim Kind auf, können Sie es auch einmal mit einer „Badekarte" versuchen. Versuchen Sie, welches Symbol als optimal für die Babyhaut testet, laminieren Sie es und geben Sie es mit in das Badewasser.

Sanfte Massage mit Cremes oder Ölen

Auch hier gilt: Nur wenn die Haut des Babys zum Austrocknen neigt, sollte eine zarte Babycreme, ein Hautöl oder eine Hautmilch verwendet werden. Machen Sie das Eincremen nach einem wohligen Badevergnügen zu einem Fest der Sinne! Babys lieben den direkten Hautkontakt und mögen es, mit den Händen leicht massiert zu werden (lesen Sie dazu auch unsere Massage-Tipps auf Seite 167).

Problemzone: Po

Die zarte Haut an Babys Po ist besonders empfindlich. Daher sollten Sie den Po nie mit seifenhaltigen Waschlotionen säubern. Benutzen Sie zur schonenden Reinigung natürliche Öle, die Sie mit Symbolen informieren können. Dann mit warmem Wasser abwaschen und an der Luft trocknen lassen. Achten Sie besonders darauf, dass auch in den Hautfalten keine Feuchtigkeit zurückbleibt.

Die Behandlung von Kleinkindern

Kleine Kinder sind schon ganze Menschen, dennoch aber nicht wie Erwachsene zu behandeln. Viele Eingriffe in den Organismus stören hier mehr als bei den „Großen".

Grundsätzliches Vorgehen

Mit ein bis zwei Jahren ist das Kind eindeutig dem Säuglingsalter entwachsen; viele Eltern bedauern das und bemerken erst jetzt, wie schnell doch die Babyzeit vorbeigegangen ist. Die Kleinkind- beziehungsweise Vorschulzeit des Kindes steht ganz im Zeichen des Heranreifens und Ausbildens seiner körperlichen und seelisch-emotionalen Ebene. Das Kind muss durch Nachahmen sehr viel lernen, zum Beispiel den Umgang mit den Lautäußerungen und der Sprachstruktur oder die Motorik des Bewegungsapparates. Es wird lernen, dass es gesellschaftliche Normen und Grenzen gibt, an denen es oft aneckt; es soll „sauber" werden und für gewisse Zeiten bereits ohne die Eltern auskommen, zum Beispiel wenn es in den Kindergarten geht.

Die Kleinkinderzeit ist eine Zeit des Umbruchs. Der kindliche Organismus wird kämpfen müssen, um seine Position im Leben zu erlernen. So sind in dieser Phase auch die Kinderkrankheiten zu Hause, also der Kampf mit Erregern aller Art, die im Übrigen schon von Anbeginn des Lebens die Schleimhäute des Kindes zu Millionen besiedeln.

Noch eine Generation vor der heutigen Zeit wurden die sogenannten „Kinderkrankheiten" viel häufiger ausgetragen als heute, wo es die höchste Bestrebung von Staat, Pharmaindustrie und „Gesundheitsinstitutionen" ist, die Vielzahl an

Erregern durch flächendeckende Impfungen möglichst komplett „auszurotten" und damit auch den einst typischen Kinderkrankheiten den Garaus zu machen. Dass dieses Vorgehen des prophylaktischen Plattmachens der Erreger auch das Immunsystem in Mitleidenschaft zieht und im Übrigen Viren, Bakterien und Pilze in ihrer Anzahl nicht verringert, sondern höchstens stärker gemacht hat (was das brisante Feld der Krankenhauskeime deutlich macht), zeigt, wie sinnlos diese Strategie auf Dauer ist. Chronische Krankheiten, Immundefizite wie AIDS und Allergien haben jedenfalls seit dem Einsatz von Mehrfach-Impfungen und dem unkritischen Gebrauch von Antibiotika nicht ab-, sondern zugenommen!

Neben dem Geschäft mit Medikamenten und Impfungen ist ein weiterer Faktor, warum Kinder Krankheiten wie Masern, Windpocken, Mumps oder Röteln nicht mehr als Entwicklungsschritt ausleben dürfen, die mangelnde Zeit der berufstätigen Eltern, das Kind in dieser Phase mit Ruhe und Liebe zu begleiten. Krankheit ist ein Faktor geworden, der Zeit stiehlt und nicht mehr als das erkannt wird, was er ist – nämlich ein „Symptom", das auf eine tiefere seelische Ursachenebene hinweist und nach Bearbeitung auf dieser Ebene die Chance zu einem großen Entwicklungsschritt bietet.

Was dem sich entwickelnden kindlichen Organismus außerdem zusetzt, ist die „Künstlichkeit" des Lebensumfeldes, das sich etwa zeigt in Elektrosmogberieselung via Fernseher und Handy. Seinen pervertierten Ausdruck findet sie in der Herstellung von „Kinderlebensmitteln", als ob die Natur nicht alles zur Verfügung stellen würde, was Kinder zu ihrer gesunden Entwicklung brauchen: frische Luft, Bewegungsmöglichkeiten draußen, Kontakt zu Tieren und Pflanzen, gesunde vitale Nahrung. Von den Hunderten an Kinderlebensmittelprodukten sind die meisten Süßigkeiten, Gebäck, Milchprodukte, Würstchen und „Cerealien“ mit viel Zucker oder Fett, angereichert mit Pseudovitaminen und Mineralstoffen, die die Eltern glauben machen sollen, dass sie dem Kind etwas Gesundes geben.

Wenn das Kind in Sachen Süßigkeitenverzehr schon Suchtsymptome zeigt, kann man mit der Intention „Verlangen reduzieren“ Symbole heraussuchen und gedanklich auf das entsprechende Produkt speichern.

Der Faktor Angst am Beispiel Tetanus

Kleine Kinder graben gern und voller Freude in Dreck und Sandkasten. Was könnte Kinder wohl stärker und vertrauensvoller werden lassen als das Herumtoben in der Natur, das Klettern auf Bäume oder das Wühlen in der Erde? Die Eltern betrachten dies oft mit gemischten Gefühlen: Das Kind könnte vom Baum fallen und sich den Arm brechen, es könnte Bakterien durch den Mund aufnehmen oder sich gar eine Schrunde zuziehen, über die dann sofort das böse Bakterium Clostridium tetani, der Tetanuserreger, in den Organismus eintritt und ohne Impfung zum Tod des Nachwuchses führt – so das Angstszenario. Wenn man weiß, dass sich dieser Erreger „anaerob“ vermehrt, also nur ***ohne*** Sauerstoff lebensfähig ist, ist folglich das Schlechteste, was man bei einer Schürfwunde tun kann, ein luftdichter Abschluss mit einem Sprühpflaster. Das Wichtigste ist, Ruhe zu bewahren, die Wunde sanft zu reinigen (aber nicht mit scharfen Desinfektionsmitteln, sondern zum Beispiel mit in Wasser verdünnter Calendula-Tinktur!) und dann die Verletzung an der Luft trocknen zu lassen. Eine Gabe des homöopathischen Mittels Ledum C30 tut ihr Übriges.

Umgang mit Bakterien, Viren und anderen Erregern

Begleitend zur ärztlichen Behandlung steht Ihnen bei einem Befall Ihres Kindes mit Bakterien, Viren oder Parasiten (zum Beispiel Würmer, Kopfläuse oder Zecken) mit der Neuen Homöopathie eine sanfte Hilfe zur Verfügung. Antipilz- und Antiwurmmittel sind meist sehr nebenwirkungsreich und die meisten Betroffenen stellen oft fest, dass der Erreger trotzdem zurückkommt.

Sinnvoller ist es daher, das natürliche Immunsystem des Kindes zu stärken und bei wiederholtem Befall oder wiederholten Infektionen die seelisch-emotionale Ursache zu ergründen. Das Bedürfnis nach ständiger „Vorbeugung" hat wohl eher mit dem Ekelgefühl oder der Angst vor Ansteckung aufseiten der Eltern oder anderer Betreuungspersonen zu tun.

So leiten Sie Erreger oder Parasiten aus:

- Testen Sie die ideale Farbe eines Zettels.
- Schreiben Sie den Begriff „Bakterium", „Virus", „Parasit", „Läuse" beziehungsweise den genauen, vom Arzt festgestellten Erreger auf den Zettel. Testen Sie mit der Rute, welchen Begriff Sie am besten verwenden sollen.
- Fragen Sie den Grad der Belastung ab, zum Beispiel: „Wie ist Bakterium?"
- Malen Sie den getesteten Strichcode darüber.
- Übertragen Sie diese Information für Ihr Kind auf Wasser.
- Testen Sie, wie oft am Tag und wie viele Tage insgesamt Ihr Kind dieses Wasser trinken soll (ein viertel bis ein halbes Glas genügt jeweils).
- Nach dieser Zeit testen Sie nach, ob noch ein weiteres Zeichen für die Wasserübertragung notwendig ist – so lange, bis Grad 1 erreicht ist.

Arbeit mit Sekreten

Die Arbeit mit Körperflüssigkeiten und Sekreten beziehungsweise mit Ausscheidungen des Körpers ist eine weitere bewährte Möglichkeit, dissonante Informationen eines erkrankten Organismus „umzuschreiben“. Nehmen Sie im Erkrankungsfall eine kleine Menge Sekret oder Schleim aus Nase, Mund, Darm und so weiter. Dieses enthält die Information darüber, was „falsch“ läuft. Bei einem Schnupfen würden wir etwas Nasensekret entnehmen, bei Durchfall eine Stuhlprobe, bei Zahnfleischentzündung zum Beispiel Speichel. Eine kleine Menge reicht völlig aus. Sie können das Sekret in ein Papiertaschentuch wickeln, in einen Briefumschlag stecken oder in ein Plastiktütchen geben. Entscheidend ist, dass Sie beim Testen an den Inhalt denken, denn nur diesen testen Sie dann!

So gehen Sie vor:

- Fragen Sie:„Mit welchem Grad (1 bis 8) testet diese Probe?“
- Schreiben Sie das Zeichen für den gemessenen Grad direkt auf ein Taschentuch oder Tütchen (Permanentstift).
- Machen Sie eine Wasserübertragung für Ihr Kind.
- Fragen Sie: „Wie oft soll ich diese Wasserübertragung wiederholen?“
- Später: „Brauche ich noch ein anderes Zeichen?“ Dieses malen Sie auf eine neue Probe.

Gute Akuthilfe: Die Energie-Balance der Meridiane

Die Meridiane sind energetische Bahnen, die sehr eng mit dem Körpersystem, den Drüsen und den Organen verbunden sind. Gerade bei akuten (Infektions-)Erkrankungen hat es sich als hilfreich herausgestellt, diese Energiebahnen in Fluss

Tipp: Stützung des Abwehrsystems

- → Malen Sie bei geschwollenen Lymphknoten ein grünes „Y" in der Richtung der nächsten Lymphabflussstation auf (testen Sie gegebenenfalls die beste Farbe).
- → Das Ypsilon ist auch bei verstopfter Schnupfennase hilfreich (Richtung testen, meist nach unten zeigend); oft funktionieren auch fünf parallele grüne Striche gut, bei Nebenhöhlenverstopfung fünf parallele Querstriche unter den Augen, bei Stirnhöhlenentzündung fünf parallele Querstriche über den Augen.
- → Bei allen Entzündungen oder Fieber malen Sie vier parallele Striche auf die Handgelenke, optimalerweise in Grün oder in der als am besten wirksam getesteten Farbe.
- → Formulieren Sie einen Zettel mit folgenden Affirmationen (die beste Affirmation austesten): „Immunsystem stärken", „Abwehrsystem stärken", „Heilungskräfte in Gang setzen", „Lymphsystem in Fluss bringen", „Lymphsystem bestmöglich unterstützen", „Alle Heilimpulse mobilisieren", „Lebenskraft des Organismus unterstützen" und so weiter. Darüber malen Sie ein „Y" zur positiven Verstärkung, oder Sie testen aus dem Kartenset „Medizin zum Aufmalen", welches Zeichen noch auf den Zettel gemalt werden soll.

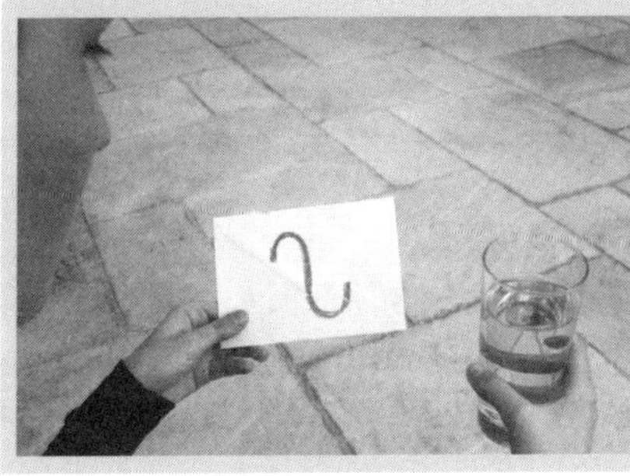

Probe in Briefumschlag geben, darauf ausgetestetes Zeichen malen und auf Wasser übertragen.

zu bringen, damit sich der Körper mit der Gesundung leichter tut. Gerade für Kinder ist es praktisch, dass wir die entsprechenden Stellen nicht nadeln müssen wie bei der Akupunktur, sondern einfach mit kleinen Zeichen bemalen können.

Für die Durchführung der Energie-Balance lernen Sie hier die wichtigsten Testpunkte am Körper kennen. Pro Meridian genügt ein Testpunkt. Um den Ausgleich herzustellen, wird der jeweils passende Strichcode sofort am getesteten Punkt angebracht. Dadurch werden energetische Defizite an Ort und Stelle ausgeglichen, Blockaden gelöst und der Energielevel des „bearbeiteten" Meridians sofort beeinflusst. Zum Testen berühren Sie den Punkt leicht mit dem linken Zeigefinger, während der Tensor in der rechten Hand den Ausschlag anzeigt. Die Frage lautet jeweils: „Wie ist dieser Punkt (Grad 1 bis 8)?"

Wie gehen Sie vor?

Legen Sie den linken Zeigefinger der Reihe nach auf die Punkte 1 bis 17, und beobachten Sie den Ausschlag der Rute. Ab Grad 5 oder höher malen Sie den dazugehörigen Strichcode entsprechend dem ausgetesteten Grad auf den in der Tabelle beschriebenen Punkt. Testen Sie nach jedem bemalten Punkt immer sofort nach, ob der Meridian jetzt ein „Ausgeglichen" (Grad 1) anzeigt. Die Frage lautet: „Wie ist der Meridian jetzt?" Erst dann gehen Sie zum nächsten Testpunkt über und verfahren genauso, bis Sie alle Punkte durchgetestet und mit Zeichen ausgeglichen haben. Sie bearbeiten grundsätzlich beide Seiten, also Dickdarm 1 am linken und rechten Zeigefinger, Herz 9 am linken und rechten kleinen Finger, außer es ist etwas anderes vermerkt (dann gibt es eben nur eine Seite).

Energie-Balance für Kinder

Die Akupunkturpunkte werden immer beidseitig bemalt – die Ausnahmen sind besonders gekennzeichnet.

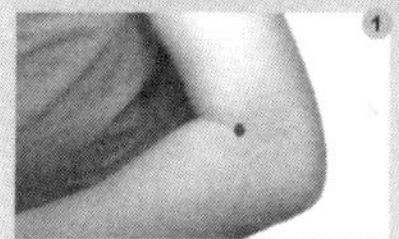

Dickdarm D 11
Ende Ellenbogenfalten außen

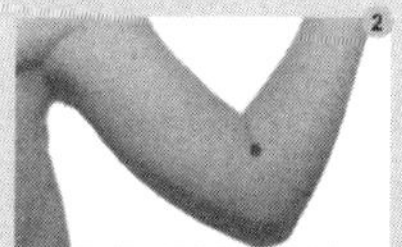

Herz H 3
Ende Ellenbogenfalten innen

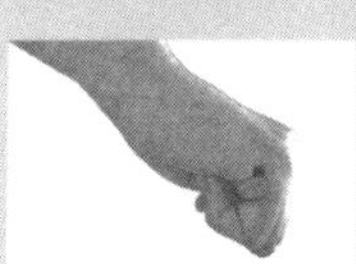

Dünndarm Dü 3
Fäuste: Handfalten außen

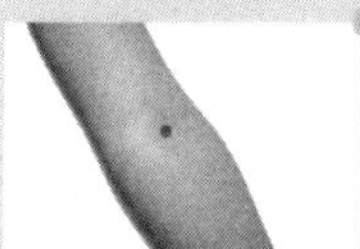

Kreislauf/Sexus KS 3
Mitte Ellenbogenfalten innen

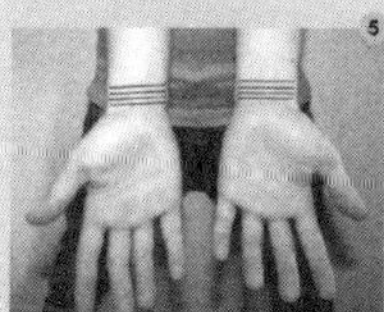

Entzündung ***links und rechts***
Handgelenke innen (immer 4 Querstriche)

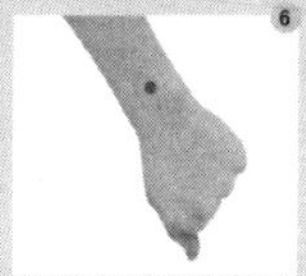

Dreifacherwärmer 3E 5
Handgelenke außen zwischen Speiche und Elle (Armbanduhr)

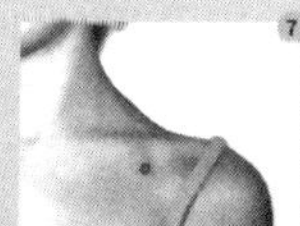

Lunge Lu 1
unter Schlüsselbeinen neben den Schultergelenken

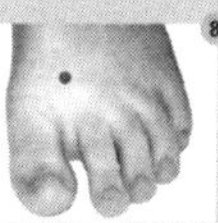

Leber Le 3
Fußrücken, weiche Bereiche zwischen großer und 2. Zehe

Milz-Pankreas MP 6
4 Fingerbreit über den Fußgelenken innen

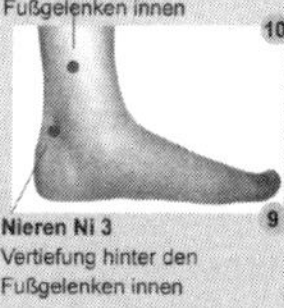

Nieren Ni 3
Vertiefung hinter den Fußgelenken innen

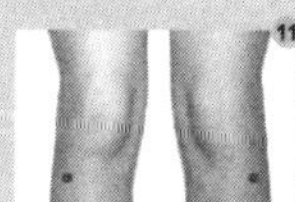

Magen Ma 36
Handflächen auf Knie legen
(Ringfinger zeigt die Position an)

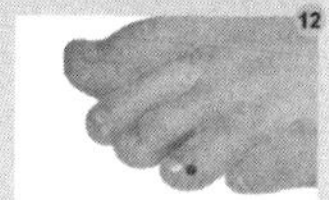

Gallenblase Gb 44
4. Zeh, Zehennägel außen

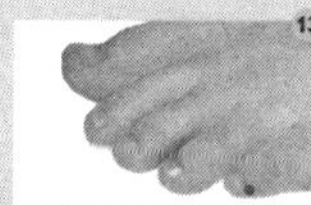

Blase Bl 67
kl. Zeh, Zehennägel außen

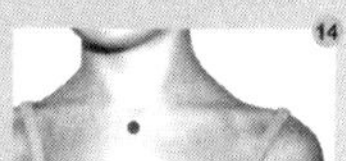

Schilddrüse
Hormonpunkt

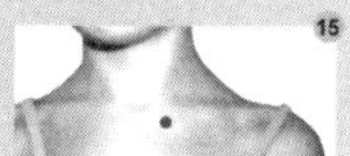

Kreislauf Ni 27 ***nur links***
neben dem Brustbein, unter dem Schlüsselbein

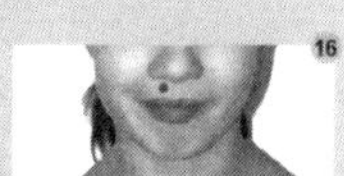

Amalgam Di 19 ***nur rechts***
unter dem rechten Nasenloch

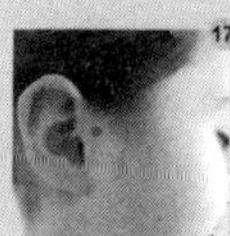

Allergie Dü 19 ***nur rechts***
vor dem rechten Ohr

Die Körperpunkte in der Reihenfolge der Testung. Die Übersicht „Akupunktur-Testpunkte“ finden Sie auch im Anhang auf Seite 200.

Wenn Sie die komplette Energie-Balance beendet haben, testen Sie, wie lange die Zeichen am Körper aufgemalt bleiben sollen, meist Stunden oder wenige Tage. Nach dieser Zeit sollen die Zeichen wieder abgewaschen werden, denn das Energiesystem kann auch negativ (zum Beispiel mit Unwohlsein oder Schmerzen) reagieren, wenn die energetische Frequenz der Ausgleichszeichen nicht mehr stimmt.

Besonderheiten einzelner Testpunkte:

- Schilddrüsenpunkt/Hormonpunkt: Er betrifft das gesamte sensible Hormonsystem. In der Praxis hat sich gezeigt, dass hier ein Zeichen meist kürzer aufgemalt bleiben sollte, oft nur Minuten oder wenige Stunden, weil eine zu lange Verweildauer Unwohlsein oder andere negative Reaktionen beim Patienten hervorrufen kann. Testen Sie die Zeitdauer für den Hormonpunkt deshalb unbedingt extra aus.
- Kreislaufpunkt Niere 27: Nur links testen und ausgleichen (Winkel Brustbein/Schlüsselbein).
- Toxinpunkt Dickdarm 19: Nur rechts testen und ausgleichen (unter dem Nasenloch). Mit dem Bemalen dieses Punktes ist die Schwermetallbelastung noch nicht gelöscht, nur für den Augenblick wird ein energetisch ausgleichender Impuls gesetzt. Die giftigen Stoffe müssen in einem gesonderten Vorgang ausgeleitet werden, was wir bei Erwachsenen tun, bei Kindern wegen der Belastung des Organismus aber nicht (siehe Kapitel „Amalgam und Gifte ausleiten“ im ersten Band unserer Reihe, dem Taschenbuch „Medizin zum Aufmalen 1“).
- Allergiepunkt Dünndarm 19: Nur rechts testen und ausgleichen (vor dem Ohr). Wir merken uns, dass eine Allergie besteht, die später noch auf ihre auslösenden Stoffe hin getestet werden und gesondert behandelt werden muss.

Allergien

Allergien sind aggressive überschießende Reaktionen des Organismus gegen fremde, aber auch gegen körpereigene Substanzen. Immer mehr Kinder haben Allergien: gegen Nahrungsmittel (sogar Muttermilch), gegen Pollen, gegen Tierhaare, gegen Hausstaub etc. Allergien sind schon fast „normal" geworden, also als „Norm" von der Gesellschaft toleriert.

Kinder wie Eltern leiden gleichermaßen darunter. Das Kind braucht mehr Aufmerksamkeit und Zeit, wenn es sich kratzt, Ausschläge oder Durchfall hat; die Eltern müssen besonders achtsam im Einkauf oder Vermeiden von bestimmten Nahrungsmitteln sein. Insofern steht das „kranke" Kind (im Vergleich zu seinen gesunden Geschwistern) mehr im Mittelpunkt, es bekommt einfach mehr Aufmerksamkeit. Der Umgang mit Allergien mündet in der Regel in einen „Kampf". Fast haben wir vergessen, dass es vor rund hundert Jahren nahezu keine Allergien gab.

Wenn ein Kind „funktionieren" muss und sein Alltag geprägt ist von starren Rhythmen wie Sportprogramm, Flötenunterricht oder Kindergartenzeiten, bleibt wenig Raum, um die innere Aggression und Kampfeslust adäquat nach außen zu bringen. Wo früher Kinder viele Geschwister oder zumindest Freunde hatten, mit denen sie in der „rauen" und „verschmutzten" Natur toben konnten, sitzen heute schon viele Vorschulkinder regelmäßig vor dem Fernseher oder Computer oder finden keine Freunde mehr, mit denen sie auf der Wiese vor dem Haus spielen können. Auffällig ist, dass vom Organismus vor allem Stoffe bekämpft werden, die Teil der Natur sind: Tiere und Pflanzen, die doch so wertvoll für die kindliche Entwicklung sind, werden plötzlich nicht mehr vertragen. Können denn die Ratschläge zur Gesundheit tatsächlich bestehen in einem „Vermeiden" (der Natur) und „Desensibilisieren" (unsensibler gegenüber der Natur werden)? Im übertragenen Sinne wehrt sich ein allergiekrankes Kind gegen den falschen Feind am falschen Ort. Es kann die Sinnesüberflutung der modernen Welt nicht mehr „verdauen", reagiert aber auf die Nahrung von Mutter Natur allergisch. Es möchte gehalten werden und sucht die Nähe von Eltern und Freunden, schreit aber aus Angst vor Verletzung über die ekzematöse Haut: „Bleib mir vom Leib!"

Aus energetischer Sicht ist das feinstoffliche Feld des Kindes nicht in der Lage, so viele es überfordernde Eindrücke in so kurzer Zeit richtig zu verdauen und in sein elektromagnetisches Feld (die Aura) zu integrieren. So bleibt ihm nichts anderes übrig, als einen ungesunden Widerstand aufzubauen, den es am Ende gegen sich selbst richtet. Der Ausspruch „Wenn ich den schon sehe, reagiere ich allergisch!" zeigt das dahinterliegende seelische Thema von Abwehr, Aggression und innerem Kampf deutlich.

Nimmt man dem Kind dann – aufgrund einer Katzenhaarallergie oder Ähnlichem – sein geliebtes Haustier weg, leidet die Seele noch mehr und die Allergie verschiebt sich mit großer Wahrscheinlichkeit nur auf eine andere Ebene. Dass man eine Allergie nicht mehr loswird, stimmt nicht. Allerdings sind unterdrückende Maßnahmen wie Medikamente, Kortisonsalben oder Antibiotika wenig hilfreich.

Nach unserer Erfahrung bringt es auch nichts, den auslösenden Stoff zum Feind zu erklären und „ausrotten" zu wollen. Allergien haben immer eine emotional-seelische Kopplung – und darin können durchaus auch die Eltern mit ihren eigenen unerlösten Konfliktthemen involviert sein.

Fragen Sie insbesondere bei sehr kleinen Kindern mithilfe des Tensors nach, ob die Allergie wirklich beim Kind liegt oder eventuell bei einem nahen Verwandten.

Allergiebehandlung mit Zeichen

Am Beispiel einer Allergie möchten wir Ihnen – stellvertretend für andere Krankheiten/Beschwerden – zeigen, wie Sie eine Behandlung mit Zeichen unter Berücksichtigung der Ursachenebene durchführen können.

Wenn Sie in der Methode der Neuen Homöopathie noch nicht so viel Sicherheit (zum Beispiel durch einen Kurs) erworben haben, dann nehmen Sie einen Zettel und schreiben den Namen der betreffenden Allergie, also zum Beispiel „Birkenpollenallergie", darauf. Testen Sie mit der Rute den Grad der Belastung aus; zum Beispiel malen Sie bei Grad 5 das entsprechende Sinuszeichen über das Wort, bei Grad 6 „1-Strich-Sinus" und so weiter. Übertragen Sie diese Heilinformation auf Wasser und fragen Sie ab, wie oft am Tag und wie viele Tage insgesamt Sie diese Information Ihrem Kind zu trinken geben sollen (das Kind trinkt dann das Wasser als individuell programmiertes Heilmittel).

Fragen Sie nach Ablauf dieser Zeitdauer: „Wie ist die Allergie jetzt?" Wird zum Beispiel Grad 3 getestet, schreiben Sie das gleiche Wort wieder auf einen Zettel, übermalen es jetzt mit drei senkrechten Strichen und übertragen die Heilinformation wieder auf Wasser. „Wie viele Tage lang soll ich nun diese Information meinem Kind geben?"

Testen Sie danach so lange, bis Grad 1 herauskommt, erst dann ist die Informationsübertragung abgeschlossen – Grad 1 entspricht nicht etwa einem Strich über dem Namen der Allergie, sondern es wird nun ein großes „Y" darübergemalt. Bei jeder Übertragung bildet das Ypsilon den Abschluss; Ihr Kind trinkt dieses Y-Wasser also nur einmal.

Fragen Sie anschließend ab, ob das Kind eventuell noch Begleitmittel braucht wie z.B. Bachblüten oder Schüßler-Salze. Gegebenenfalls auch hier Dosierung austesten.

Alternativ: Das Kind malt seine Allergie

Bei Kindern kommt eine spielerische Heilbehandlung immer gut an. Empfehlenswert zur Behandlung einer Allergie (beziehungsweise irgendeines anderen blockierten Themas) ist es deshalb, das Kind sein Thema malen zu lassen. Bitten Sie Ihr Kind zum Beispiel bei einer Kuhmilchunverträglichkeit, eine Kuh zu malen, und bedanken Sie sich für das Bild. Testen Sie, während Sie Ihre linke Hand über das Bild halten: „Wie ist der Grad?", und lesen Sie den Grad der Belastung anhand der Rutenbewegung ab. Dreht die Rute zum Beispiel links, so zeigt die Allergie mit Grad 7 eine starke Belastung an. Fragen Sie, ob eine Behandlung mit Körbler'schen Strichcodes Sinn macht; wenn ja, malen Sie das entsprechende 2-Strich-Sinuszeichen groß mit einem dicken Stift auf eine Stelle des Bildes, die Sie als geeignet getestet haben. Übertragen Sie anschließend das Bild auf Wasser und geben Sie dieses Ihrem Kind zu trinken.

Wiederum testen Sie, wie oft am Tag und wie viele Tage insgesamt Sie das machen sollen. Es bietet sich an, das Bild in eine Klarsichthülle zu legen und darauf das Umkehrzeichen zu malen; so muss das Kind kein neues Bild malen, falls nach dem ersten Zeichen/Symbol noch ein weiteres Zeichen benötigt wird. Es kann auch sein, dass das ideale deblockierende Symbol kein Strichcode ist, sondern ein anderes Symbol gebraucht wird. In diesem Fall können Sie aus dem Kartenset „Medizin zum Aufmalen" das geeignete Symbol austesten oder einfach intuitiv ziehen und dann abfragen, an welche Stelle des Bildes dieses Symbol gelegt beziehungsweise aufgemalt werden soll. Nicht immer muss das Bild auf Wasser (oder zum Beispiel leere Globuli) übertragen werden. Manchmal möchte es einfach nur an einem guten Platz im Raum liegen und hier über das morphogenetische Feld seine Wirkung tun. Fragen Sie in diesem Fall ab, wie lange es hier liegen soll.

„Zauberfee wandert auf Glücksstein“ statt „Information speichern auf Trägermedium“

Kleine Kinder lieben bunte Steine. Deshalb haben wir in der Praxis immer eine Schublade, in der sich viele verschiedenfarbige Halbedelsteine befinden. Auch diese eignen sich bestens, um Botschaften darauf zu speichern.

Ich begebe mich hierbei mit meiner Sprache auf die Ebene des Kindes, schließlich soll eine Behandlung nicht langweilig und unverständlich werden: „Magst du mal mitkommen und dir einen Glücksstein aussuchen? Der gehört dann nur dir alleine.“ Die Kinder sind dann schon ganz gespannt und suchen sich aus der Schublade mit Hingebung den schönsten aller Steine aus! „Oh, der ist aber schön, der wollte wirklich zu dir und dein Glücksstein sein.“ Und das Kind freut sich und ist ganz stolz.

Mit diesem Stein gehen wir wieder zum Behandlungstisch zurück, wo bereits der Zettel mit der zu speichernden Information vorbereitet ist. Wenn das Kind noch nicht lesen kann, macht das nichts.

Ich gebe ihm den Zettel in die linke Hand und sage: „Das ist deine Zauberfee, die wird jetzt auf den Glücksstein fliegen und dort wird sie immer bleiben und für dich da sein, immer wenn du sie brauchst. Kannst du dir das vorstellen, wie sie jetzt darüberfliegt?“ Und die Kinder stellen sich das bildlich vor – und die Fee fliegt hinüber! Die Information ist auf dem Stein, Sie können es nachmessen. Dann müssen Sie nur noch fragen, was mit dem Stein geschehen soll: Soll er zum Beispiel an einem guten Platz im Kinderzimmer liegen, in der Hosentasche getragen, unters Kopfkissen oder in einen Wasserkrug, von dem das Kind regelmäßig trinkt, gelegt werden?

An die Allergie gekoppelte Glaubenssätze aufspüren

Viele Unverträglichkeiten bessern sich bereits, wenn Sie nur das entsprechende Wort und das passende Zeichen eine Zeit lang auf Wasser übertragen. Wenn Sie merken, dass das nicht ausreichend greift, ist die Allergie vermutlich an ein Erlebnis, an ein negatives Gefühl oder an ein Glaubensmuster gekoppelt. Der Krankheitsbegriff muss dann zusammen mit dem Ausdruck für das Gefühl oder Glaubensmuster behandelt werden.

Aus Erlebnissen (die schon im Mutterleib passiert sein können) entstehen Gedanken, Gefühle und Überzeugungen, die sich zunächst im feinstofflichen Feld der Aura festsetzen. Im Laufe der Zeit, wenn diese „grauen Wolken" mit negativen Glaubensmustern und Gefühlen weiter genährt werden, verdichten sich die Wolken immer mehr, bis sie sich schließlich als spürbares, grobstoffliches Symptom auf der Ebene des biologischen Körpers festgesetzt haben und massiv zeigen: „Schau hierhin, ich mache dich auf ein falsches Denkmuster aufmerksam, ändere jetzt deinen Weg, damit ich nicht mehr notwendig bin!" Körperliche, seelische oder geistige Symptome sind insofern unsere Freunde. Sie weisen uns darauf hin, dass etwas nicht stimmt, dass etwas korrigiert werden sollte, bevor Schlimmeres daraus entstehen kann.

Da wir nicht wissen, welcher Glaubenssatz, welches blockierte Gefühl oder welches unerlöste Thema (es können im Übrigen auch mehrere Themen sein!) hinter der Allergie beim Kind steckt, brauchen wir Hilfsmittel. Wir benutzen dafür zwei hilfreiche Abbildungen, die Sie im Anhang finden, nämlich die „Psychische Zuordnung der Wirbel" (Seite 202 f.) oder die Liste „Gefühle der Fünf Elemente" (Seite 198). Die Frage mit der Rute lautet: „Finde ich die Ursache in der Wirbelsäule (Ja/Nein)? Oder im Gefühlsmandala (Ja/Nein)?" Die entsprechende Hilfe ziehen Sie für die weitere Testung heran.

Glaubensmuster über die Wirbelsäule finden

Testen Sie in der Wirbelsäulentabelle die einzelnen Wirbelsäulenabschnitte durch: „Wie ist ...

- ... die Halswirbelsäule“?
- ... die Brustwirbelsäule“?
- ... die Lendenwirbelsäule“?
- ... das Kreuzbein?“
- ... das Steißbein?“

In dem Wirbelsäulenabschnitt, in dem Sie einen hohen Belastungsgrad (zwischen 5 und 8) angezeigt bekommen haben, testen Sie nun die Wirbel einzeln. Wenn Sie also in der Halswirbelsäule den höchsten Grad gefunden haben, testen Sie nun die Halswirbel C1 bis C7 („Wie ist C1/C2/C3 ...?“ und so weiter). Sie beachten wiederum nur den Wirbel mit dem höchsten Belastungsgrad. Sollten mehrere Wirbel einen gleich hohen Grad anzeigen, stellen Sie die Entscheidungsfrage: „Welcher Wirbel trägt das Thema, das ich JETZT bearbeiten soll?“, sodass am Ende nur ein Wirbel mit dem höchsten Grad übrig bleibt.

7.	Lebensmut	ängstlich, verwirrt, will alles mit dem Verstand erfassen, zwanghaftes Denken, läuft vor dem Leben davon, mangelndes Vertrauen zum Höheren Selbst	Ich bin in meiner Mitte. Ich vertraue dem Schöpfer.	Halswirbelsäule	C1
6.	Träume, Vorstellungskraft	fehlende Weitsicht, weigert sich zu verstehen, weigert sich zu wachsen, will nicht hinsehen, ist unentschlossen, verleugnet die eigene Spiritualität	Ich bin eins mit dem Universum. Ich bin bereit zu wachsen.		C2
	Wachstum	standpunktlos, schwankend, unentschlossen, fühlt sich schuldig, nimmt Schuld anderer auf sich, Märtyrertum, „schluckt“ immer alles	Ich bin nur für mich selbst verantwortlich. Ich komme gut zurecht.		C3
	Inspiration, Intuition	haltlos, weigert sich zuzuhören, verbittert, unterdrückte und angestaute Gefühle, ungeweinte Tränen	Ich bin frei. Ich genieße das Leben. Ich bin klar.		C4
5.	Selbstheilung	Überlastung, blockierte Kommunikation, blockierter stimmlicher Ausdruck, Angst vor Demütigung, Angst sich lächerlich zu machen	Ich bin gut. Ich werde geliebt. Mein Ausdruck ist klar. Ich bin sicher.		C5
	Freude	Überlastung, will andere ändern, unflexibel, leistet Widerstand, kann nicht für seine eigenen Bedürfnisse eintreten	Ich akzeptiere meine Umwelt. Ich liebe mich und sorge gut für mich.		C6
	Zellerneuerung	verwirrt, wütend, wehrlos, hilflos, lässt sich demütigen und unterdrücken, leidet allein im Stillen	Ich vergebe der Vergangenheit. Ich bin ich selbst.		C7

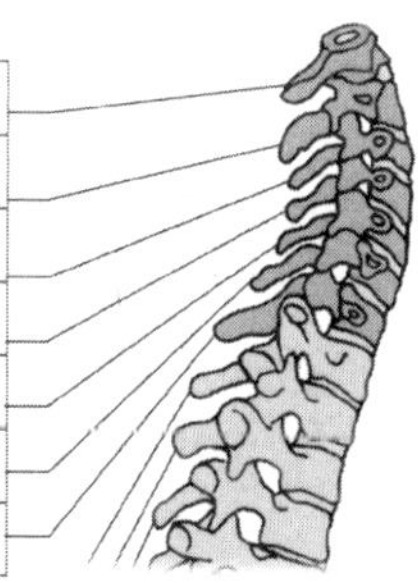

Beispiel Halswirbelsäule. Die vollständige Liste „Psychische Zuordnung der Wirbel“ finden Sie im Anhang auf Seite 202 f.

Von diesem Wirbel aus gehen Sie zur Spalte „Mögliche negative Auswirkungen bei Blockade des Wirbels“ und testen jeden Satz, zum Beispiel bei C1: „Wie ist ‚ängstlich‘?“, „Wie ist ‚verwirrt‘?“ und so weiter. Der höchste Belastungsgrad zeigt wiederum an, welches Thema im Zusammenhang mit dem Symptom – in unserem Fallbeispiel die Allergie – angeschaut und gelöst werden soll.

Glaubensmuster über das Gefühlsmandala finden
Fragen Sie im Zusammenhang mit dem Symptom zum Beispiel:

„Wie ist in Bezug zur Allergie ...
→ ... das Feuer-Element?“
→ ... das Erde-Element?“
→ ... das Metall-Element?“
→ ... das Wasser-Element?“
→ ... das Holz-Element?“

Gehen Sie von demjenigen Element, das die höchste Belastung anzeigt, zu den Meridianen. Wenn also zum Beispiel das Holzelement Grad 8 angezeigt hat, fragen Sie:
„Wie ist ...
→ ... die Leber?“
→ ... die Gallenblase?“

Vom Meridian, der bei dieser Auswahl den höchsten Grad anzeigt, gehen Sie weiter zu den vorgeschlagenen Themen beziehungsweise Sätzen und testen jeden Satz: „Wie ist...“ Sie werden oft mehrere Themen finden, die einen gleich hohen Grad anzeigen. Denken Sie sich dann „Zeige mir nun das Thema, das am wichtigsten für die Lösung dieses Symptoms ist“,

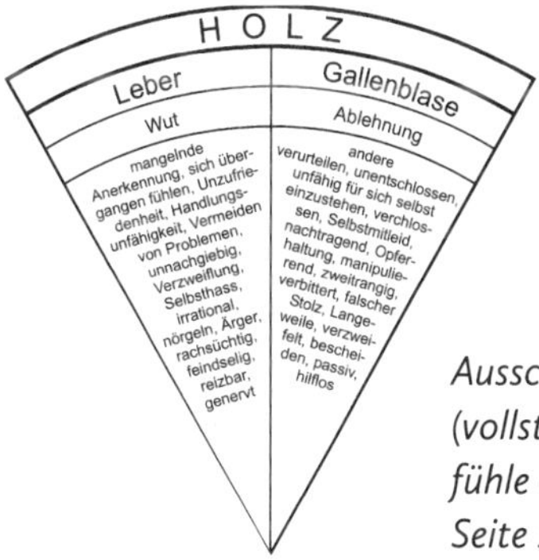

Ausschnitt aus dem Gefühlsmandala (vollständige Abbildung siehe „Gefühle der Fünf Elemente“ im Anhang, Seite 198).

und testen Sie noch einmal. Am Ende erhalten Sie einen Satz beziehungsweise ein einziges Thema, das Sie nun im nächsten Schritt ausgleichen sollen, zum Beispiel im Gallenblasenmeridian: „Unfähig, für sich selbst einzustehen“.

Gefundene Glaubenssatz-Blockade mit auf den Zettel schreiben

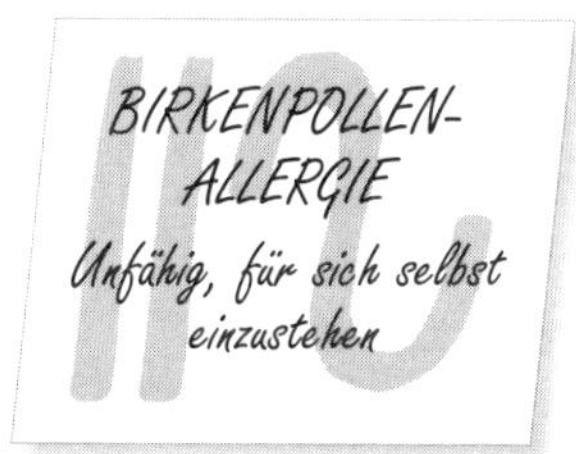

Auf Ihrem Blatt steht ja nun schon das gefundene Symptom „Birkenpollenallergie“. Schreiben Sie nun den gefundenen Glaubenssatz darunter, außerdem das passende Zeichen. Dieses Blatt wird jetzt wie gewohnt auf Wasser übertragen – oder auch auf Globuli oder auf einen „Glücksstein“. Um ungesunde, blockierende Glaubenssätze zu lösen und damit die Gefühlswelt wieder in Harmonie zu bringen und Symptome überflüssig zu machen, eignet sich die Neue Homöopathie mit ihren Strichcodes sehr gut – das gilt nicht nur für die Allergiebehandlung.

Zusammenfassung:

1. Nehmen Sie ein Blatt Papier (optimale Papierfarbe testen).
2. Schreiben Sie auf das Blatt das körperliche Symptom (beste Formulierung testen!).
3. Finden Sie den dazugehörigen Glaubenssatz/Begriff in der Wirbelsäule oder in den „Gefühlen der Fünf Elemente".
4. Schreiben Sie diesen Begriff oder Satz unter das Symptom.
5. Testen Sie den Grad der Belastung aus und malen Sie das entsprechende Zeichen über den Text (zum Beispiel „2-Strich-Sinus" für Grad 7).
6. Machen Sie mit diesem Blatt eine Übertragung auf Wasser, Globuli oder einen Stein.
7. Testen Sie aus, wie oft am Tag und wie viele Tage insgesamt dieser Vorgang (Wasser trinken beziehungsweise Globuli einnehmen beziehungsweise Stein in Hosentasche legen oder anderes) geschehen soll.
8. Testen Sie nach diesem Zeitraum, welchen Grad das Thema jetzt anzeigt, und wiederholen Sie eventuell die Übertragung so lange, bis Sie Grad 1 erreicht haben.
9. Die letzte Wasserübertragung mit Grad 1 wird mit „Y" übermalt.

So wird das negative Muster Schritt für Schritt ausgeleitet. Es kann sein, dass sich dabei das Verhalten sehr schnell und deutlich spürbar verändert. Wenn nicht, lassen Sie dem Organismus noch einige Tage Zeit. Seien Sie nicht ungeduldig, denn die Kinder spüren das und werden dann selbst unruhig. Testen Sie auch nicht zu schnell nach, denn die Informationen müssen erst vom körperlich-seelischen Organismus integriert werden, und dies geschieht bei den Kindern unterschiedlich schnell.

Wichtig: Gefühle zulassen!

Seien Sie darauf vorbereitet, dass bei einer Informationsübertragung eventuell verdrängte Gefühle hochkommen können, und lassen Sie dies sowohl bei Ihrem Kind als auch bei sich selbst zu. Gefühle sind weder gut noch schlecht, sie SIND einfach. Es ist der erste Schritt zum Gehenlassen von Seelenblockaden, wenn diese ins Bewusstsein kommen dürfen. Dann haben wir die Chance, sie ohne Wertung anzuschauen und auch wieder ziehen zu lassen – der erste Schritt zur Lösung und Heilung ist getan. Lassen Sie sich und Ihrem Kind die Zeit, die es braucht, um die Bewegung im Energiefeld emotional verkraften und verdauen zu können.

Begleitung durch positive Affirmationen

Wir empfehlen – wenn möglich –, direkt nach jeder Wasserübertragung mit einem alten Glaubensmuster sofort ein neues positiveres Denkmuster einzuprogrammieren. Denn hinter der ungesunden Verdichtung, der grauen Wolke im Energiefeld, wartet schon die Sonne, nur konnten wir ihre Strahlen bis jetzt nicht erkennen.

Zu diesem Zweck können Sie jedes Mal rund fünf bis zehn Minuten nach der ersten Wasserübertragung mit dem alten Glaubenssatz eine zweite Wasserübertragung mit einer positiven Affirmation, die Sie mit einem „Y" übermalt haben, durchführen. Die positive Affirmation finden Sie zum Beispiel in der Testtabelle „Psychische Zuordnung der Wirbel" (siehe Anhang, Seite 202 f.) bei dem Wirbel, den Sie vorher als blockiert getestet hatten, in der rechten Spalte. Testen Sie wieder jeden Satz – nur wollen Sie diesmal einen optimalen Impuls mit Grad 1 finden.

Die Lebenslinie: Über den Psychomeridian zum traumatischen Erlebnis

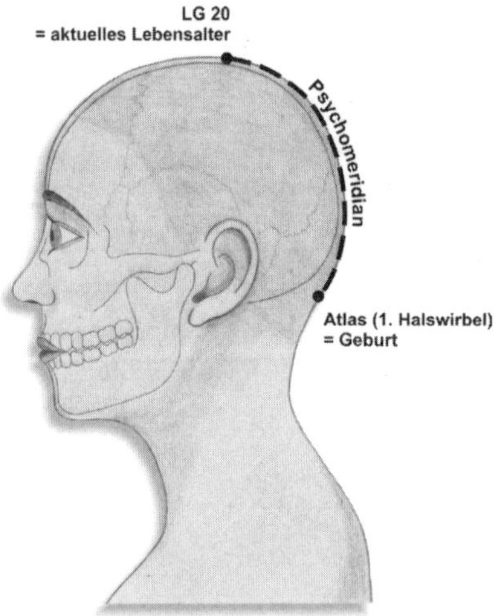

Wenn Sie tiefgehender oder therapeutisch arbeiten wollen, gelangen Sie über den sogenannten „Psychomeridian“ zum zeitlichen Ursprung der Blockade, deren Sprache und Ausdruck das körperliche Symptom letztendlich nur ist.

Der Psychomeridian ist eine Linie am Hinterkopf, die vom höchsten Scheitelpunkt am Schädel bis hinunter zum ersten Halswirbel reicht. Hier können wir blockierende Themen testen, die in der Vergangenheit liegen.

Neben dem Glaubenssatz finden wir auf diese Weise zusätzlich das Alter und eventuell auch das Ereignis, das die traumatische Blockade hervorgerufen oder zumindest begünstigt hat. „Trauma“ bedeutet im Übrigen nicht immer ein emotional heftiges Ereignis. Auch Erlebnisse, die für Eltern recht unbedeutend sind, zum Beispiel, dass der Nachwuchs im Kindergarten einmal „vergessen“ und zu spät abgeholt wurde, können beim Kind als traumatisch abgespeichert worden sein.

Der Psychomeridian beginnt am Akupunkturpunkt Lenkergefäß 20 (LG 20) am höchsten Scheitelpunkt am Kopf und endet am Atlas (dort, wo das Grübchen ist), dem Zeitpunkt der Geburt.

Die Grundfrage vor einer Behandlung lautet: „Hat es Sinn, den Psychomeridian anzuschauen?“ Wenn ein „Nein“ kommt, akzeptieren Sie dies für den Augenblick.

→ Um herauszufinden, in welchem Alter die Ursache der seelisch-geistigen Störung begründet liegt, fahren Sie langsam mit dem Zeigefinger vom LG 20 am höchsten Scheitelpunkt des Kopfes in Richtung erster Halswirbel/Atlas (Grübchen, wo der Kopf aufsitzt).
→ Beobachten Sie den Ausschlag der Rute, die Sie in der anderen Hand halten. Denken Sie dabei an das Thema beziehungsweise an das körperliche Symptom, um das es geht.
→ Stoppen Sie an der Stelle, an der die Rute einen negativen Ausschlag zeigt, und schätzen Sie das Alter.
→ Wenn das Kind derzeit sechs Jahre alt ist (= höchster Scheitelpunkt LG 20) und Sie etwa in der Mitte der Strecke einen Ausschlag von Grad 7 messen, liegt der Zeitpunkt der Störung bei einem Lebensalter von rund drei Jahren. Vergewissern Sie sich, in welchem Alter die Störung ihre Ursache hat, indem Sie den ungefähren Zeitraum genauer abfragen: „Wie ist vor drei Jahren/genau drei Jahre/nach drei Jahren?“ und so weiter. Der höchste Grad zeigt Ihnen das Lebensalter an, um das es geht.
→ Fragen Sie die Mutter oder den Vater, ob ihr/ihm spontan etwas in den Sinn kommt, das in diesem Alter/Zeitraum geschehen sein könnte, zum Beispiel der Eintritt des Kindes in den Kindergarten, ein Sturz vom Fahrrad und so weiter. Bei jeder Äußerung/Idee der Eltern testen Sie mit der Rute mit „Wie ist das, was der Mensch gerade schildert?“ nach der Graduierung im energetischen Kreis. Das Ereignis, das einen hohen Belastungsgrad zeigt, merken Sie sich.

- Hat der Angehörige keine Idee mehr, was gewesen sein könnte, fragen Sie: „Wie ist/sind Kindergarten/Familie/Mutter/Vater/Geschwister/Freunde/Verwandte/Verstorbene/Unfälle etc. in diesem Zeitraum?", um der Störungsursache auf die Spur zu kommen. Wenn Sie kein Ereignis finden, arbeiten Sie über die Emotionen (über die Testlisten „Psychische Zuordnung der Wirbel", Seite 202 f., oder „Gefühle der Fünf Elemente", Seite 198, zu finden), die daran gekoppelt sind.
- Fragen Sie, ob es nötig ist herauszufinden, mit welchen Emotionen dieses Ereignis im Zusammenhang stand. Diese Emotion beziehungsweise diesen blockierten Glaubenssatz schreiben Sie dann unter das Ereignis auf den Zettel.
- Mit dem Zettel machen Sie eine Wasserübertragung mit allen Stufen vom höchsten gemessenen Grad bis zum „Y".
- So kann etwa auf einem Zettel folgende Information geschrieben stehen: „Bettnässen, 4 Jahre alt, Trennung der Eltern, überfordert." Darauf wird mit einem dicken Stift das gemessene Umkehrzeichen gemalt.

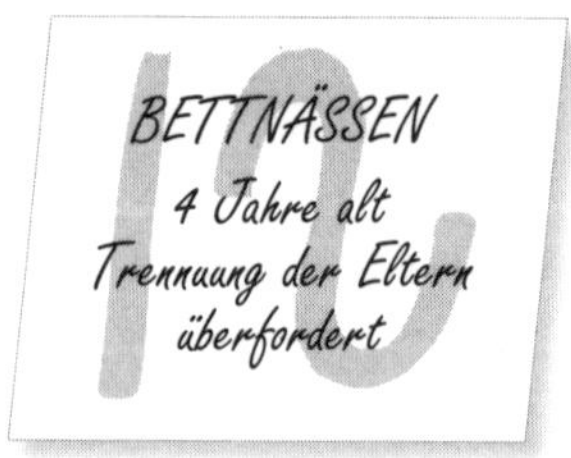

Vorgeburtliche Ursachen

Es kann sein, dass Sie auf der Lebenslinie bis zur Geburt keinen negativen Ausschlag erhalten. Dann ist es wahrscheinlich, dass die Ursache für das Symptom vor der Geburt, etwa in der Schwangerschaft oder noch davor, liegt. Fragen Sie einzeln ab, wo die Ursache liegt – im Zeitraum der Geburt, der Schwangerschaft, der Empfängnis oder noch davor? Liegt vielleicht ein karmisches Thema vor?

Der Zettel könnte dann zum Beispiel so formuliert werden:
Bettnässen
Schwangerschaft
Streit zwischen Mutter und Großmutter
Sich abgelehnt fühlen

Darüber malen Sie das gemessene Umkehrzeichen und übertragen die Information für das Kind auf ein geeignetes Trägermedium, zum Beispiel auf Wasser oder auch auf die Matratze und/oder die Bettwäsche. Testen Sie wiederum den Zeitraum aus, wie oft und wie lange insgesamt das Kind die bereinigte Information bekommen soll.

„Trick 17" bei peinlichen Themen am Beispiel Bettnässen

Bitte konfrontieren Sie ein Kind, das dem Windelalter entwachsen ist, nicht mit peinlichen Themen wie „Bettnässen". Das Kind leidet bereits genug unter dieser Tatsache, und es wird nur schlimmer, wenn Sie in seinem Beisein mit einem Elternteil darüber reden, diesen Begriff aufschreiben oder das Kind in sonstiger Weise beschämen.
Alexander machte mit seinen knapp sechs Jahren immer noch oft nachts ins Bett. Bevor er in die Praxis kam, bereitete ich nach dem Vorgespräch mit der Mutter schon einmal einen Zettel vor. Darauf stand mit unsichtbarer UV-Tinte geschrieben: „Bettnässen, Scheidung, es geht mir an die Nieren." Über diesen unsichtbaren Text malte ich das gemessene Zeichen für Grad 6, also „1-Strich-Sinus". So konnte Alexander nur das Zeichen sehen, nicht aber das Thema lesen. Die gesamte Information fließt aber bei der Übertragung ins Wasser, und alles miteinander ist wirksam!

Ängste

Nacht und Dunkelheit haben für Kinder andere Qualitäten als für Erwachsene. Kleine Kinder nehmen Träume oder Vorstellungen als ähnlich real wahr wie Geschehnisse des Tages. Erst allmählich verliert sich das. Der geliebte Teddy oder die Puppe sind genauso lebendige Wesen (die man dementsprechend nicht in die Waschmaschine stecken darf) wie Geister unter dem Bett. Wenn Ihr Kind gar laut schreiend aus dem Schlaf schreckt, um sich schlägt und sich nicht mehr beruhigen kann, dann sprechen Experten vom Nachtschreck, dem „Pavor nocturnus". Tritt das bei Ihrem Kind nur einmalig auf, so beruhigen Sie es, aber nehmen Sie seine Bilder „wahr" und tun Sie diese nicht als „Einbildung" ab.

Hat Ihr Kind öfter starke Angst, Schweißausbrüche oder rasenden Puls, dann sollten Sie diese Anfälle ernst nehmen und darauf achten, dass das Kind vor dem Schlafengehen alles Aufregende, zum Beispiel Fernsehfilme, meidet. Lassen Sie den Tag langsam ausklingen, indem Sie zum Beispiel eine schöne Gute-Nacht-Geschichte vorlesen.

Erfahrungsgemäß kann man mit Symbolen, die in die Aura des Kindes oder ins Kinderzimmer gespeichert werden, die Raumharmonie und das Schlafgeschehen ausgleichen. Öfter als Strichcodes sind hier andere Symbole, zum Beispiel aus der Heiligen Geometrie, gefragt. Aus dem Symbolkartenset „Medizin zum Aufmalen", aus einem Engelsymbole-Set oder auch aus einem Set mit schönen Pflanzenabbildungen (zum Beispiel Bachblüten) können Sie intuitiv für das Thema „Angst" eine Karte ziehen, oder Sie testen aus dem passenden Kartenset mit der Einhandrute ein geeignetes Symbol aus (es können auch mehrere Symbole benötigt werden). Stellen Sie sich möglichst bildlich und völlig ohne Anspannung vor, wie dieses Symbol quasi ganz von alleine und ganz selbstver-

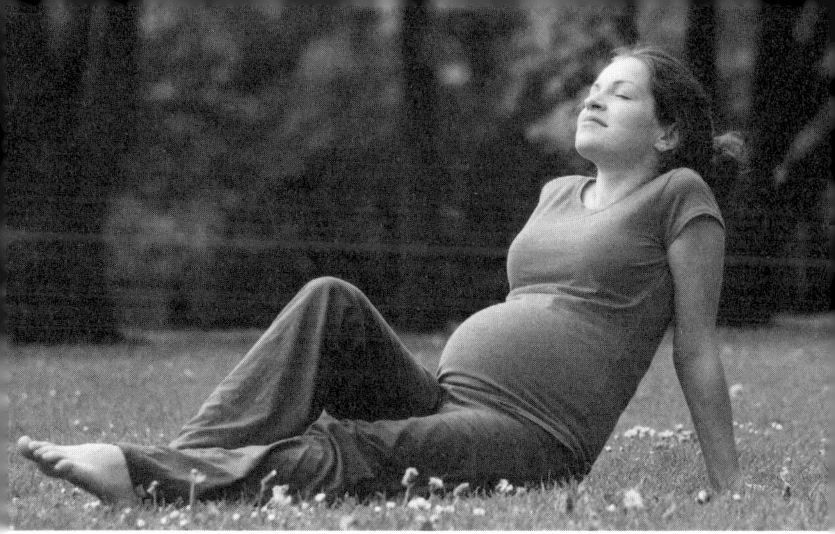

Schon sehr früh kann das Kind Themen der Mutter übernehmen.

ständlich in die Aura des Kindes und in sein Kinderzimmer hineinfließt und alles ausfüllt. Sagen beziehungsweise denken Sie sich dieses Wortritual:

„Hiermit speichere ich diese Symbolkraft in die Aura/ in das Zimmer von [Name des Kindes].
Möge es hier so lange wirksam bleiben, wie es benötigt wird.
Danke!"

Das Symbol kann man auch auf Stoff aufmalen und dem Kind beim Schlafen unter sein Bettchen oder unter den Rücken legen. Fertig gestickte Blumen des Lebens in verschiedenen Farben erhalten Sie für diese Zwecke auch in spezialisierten Internet-Shops (siehe Internetadressen auf Seite 185 f.).

> *„Ich verzichte auf alle Weisheit, die nicht weinen, auf alle Philosophie, die nicht lachen, auf alle Größe, die sich nicht beugen kann – im Angesicht von Kindern."* **Khalil Gibran (1883–1931)**

So wichtig sind feste Rhythmen

Zeitzyklen bestimmen unser Leben, der Tag- und Nachtrhythmus ist ein Beispiel hierfür. Moderne Erkenntnisse aus der chronomedizinischen Forschung zeigen, dass der gesamte Organismus mit all seinen Organen und Systemen bis hinein in kleinste Zellstrukturen von bestimmten Rhythmen durchpulst wird. Trotz aller zivilisatorischen Errungenschaften dürfen wir nicht vergessen: Wir Menschen sind Teil der Natur. Noch unsere unmittelbaren Vorfahren vor ein paar Hundert Jahren verbrachten ihre Arbeitszeit zu 90 Prozent unter freiem Himmel als Handwerker, Bauern oder Hirten. Abends, wenn die Sonne unterging, zog man sich in die Stille der eigenen vier Wände zurück. Arbeit und Freizeit, Wachen und Schlafen waren in dieser Zeit noch den natürlichen Rhythmen angepasst. Im Jahr 1964 wurde der 24-Stunden-Rhythmus der Melatoninsekretion entdeckt: Im Körper gibt es somit ein Organ, das diesen inneren Rhythmus steuert, nämlich die Zirbeldrüse (Epiphyse), die hinter der Stirn zwischen den Augenbrauen liegt. Sie ist unsere Verbindung zum Herzschlag der Natur, der sich in den Tag-Nacht-Rhythmen, den Mondphasen und den Jahreszyklen ausdrückt. Missachten wir diese Rhythmen als Taktgeber für unsere Lebenszyklen, so fallen wir buchstäblich aus dem inneren Gleichgewicht. Besonders wichtig sind feste Rhythmen schon für die Kleinsten. An ihnen können sie sich orientieren, Halt finden und ein Leben im Einklang mit der Natur führen. Geraten Körperrhythmen aufgrund von Stress aus ihrer natürlichen Ordnung, verliert der Organismus seine Balance und psychosomatische oder funktionelle Störungen bis hin zu Organerkrankungen können entstehen.

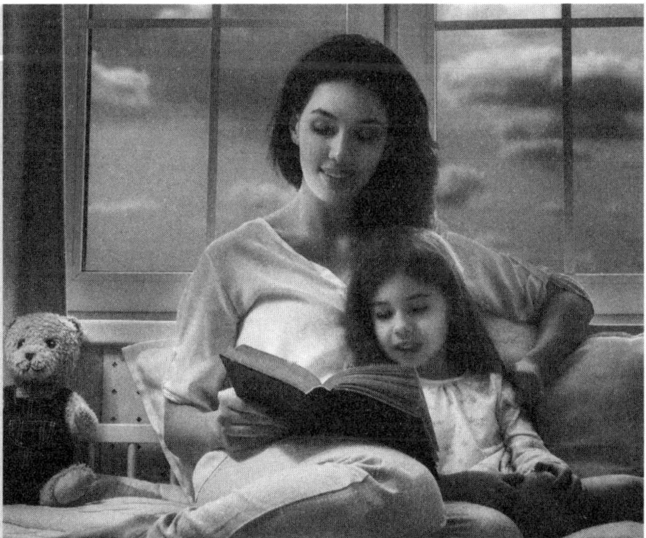

Kinder lieben es – das Vorleseritual.

Auch Rituale und Familientraditionen knüpfen an feste Rhythmen an, denn sie werden Jahr für Jahr wiederholt. Es sind die kleinen Dinge, die ein Fest, eine Tradition zu etwas ganz Besonderem werden lassen: das gemeinsame Schmücken des Weihnachtsbaums vor Heiligabend, das Eiersuchen zu Ostern, das Laternenlaufen an Sankt Martin und die Freude auf die Gaben von Sankt Nikolaus, wenn man am Abend zuvor die Schuhe vor die Tür stellt – dies sind letztlich heilige Handlungen, die jedem Kind ein Leben lang in schöner Erinnerung bleiben. Ebenso vermitteln Rituale ein Gefühl der Geborgenheit (Tischsprüche und Einschlafrituale), sie sorgen für Wohlgefühl (die Tasse Tee am Nachmittag) und Reinheit (Zähneputzen und religiöse Waschungen).

Die Behandlung von Schulkindern

„Die deutsche Schule weiß zwar viel, nur von Kindern weiß sie zu wenig."

Theodor Hellbrügge (1919–2014)

Bereits die Überschrift, die wir für dieses Kapitel gewählt haben, lässt vermuten, dass der Schulbesuch heutzutage für viele Kinder problembehaftet ist. Und leider ist es in vielen Fällen auch so, denn wie eine repräsentative Forsa-Umfrage im Auftrag der Krankenkasse DAK im Sommer 2010 belegt, leiden immer mehr Schulkinder an den Folgen von Stress und Überlastung, sie sind traurig, gereizt und aggressiv. „Stress – größte Gesundheitsgefahr des 21. Jahrhunderts" – so bezeichnet die Weltgesundheitsorganisation (WHO) diese Geißel unserer modernen Leistungsgesellschaft. Und nicht nur unsere Kinder leiden unter Stress, auch wir selbst sind ständiger Hektik und einer großen Reiz- und Informationsüberflutung ausgesetzt.

Zudem überträgt sich der Stress, den wir selbst erleben, häufig auf unsere Kinder: Wir werden hektisch, leiden an Zeitmangel und übersehen so möglicherweise die echten emotionalen Bedürfnisse unserer Kinder. Doch natürlich hat Stress auch seine guten Seiten: Beim Anblick einer Gefahr laufen wir davon. Das schützt nicht nur unser Leben, sondern trainiert auch die Zellen des Abwehrsystems. Auch freudige Ereignisse können einen positiven Stress auslösen.

Heutzutage nimmt jedoch die negative Variante von Stress überhand und kaum jemand kann diesem Distress entgehen: Wenn zu viele äußere Reize und eine Überfülle von Sinneseindrücken unseren Organismus belasten, werden wir müde, fallen in die Erschöpfung und fühlen uns unter Stress

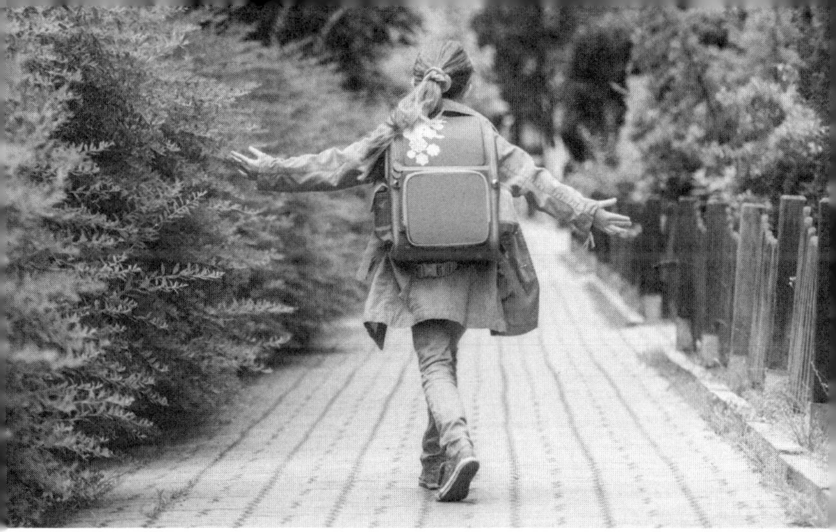

Stress abbauen: Zeichen können unterstützend wirken.

gesetzt. Hektik, Lärm, Ärger und Sorgen, Arbeitsüberlastung, negative Umwelteinflüsse – um nur einige wenige Faktoren zu nennen – sorgen in der Summe für eine Reizüberflutung des Organismus.

Eine solche andauernde Reizüberflutung kann vielfältige Störungen verursachen, denn jetzt stellt der Körper alle Systeme auf „Abwehr gegen Stress" und antwortet mit einer Alarmreaktion, bei der viele Hormone ausgeschüttet werden: Stresshormone gelangen über die Blutbahnen an die Organe, viele Körpersysteme laufen dann auf Hochtouren:

- → Die Atemfrequenz nimmt zu.
- → Die Muskulatur befindet sich unter Daueranspannung.
- → Puls und Blutdruck steigen an.
- → Es werden vermehrt Stresshormone wie Adrenalin, Cortisol und Noradrenalin ausgeschüttet.
- → Verdauung und Darmbewegung sind gedrosselt.

Nervosität und Schlaflosigkeit bis hin zum Erschöpfungssyndrom zählen zu den möglichen Folgen.

Stress-Symptome bei Schülern

Nicht nur Berufstätige leiden unter Stress, sondern auch jeder dritte Schüler. Das geht aus einer Studie der Leuphana Universität in Lüneburg im Auftrag der DAK hervor. Dabei wurden Kinder und Jugendliche im Alter zwischen zehn und 21 Jahren befragt. Das Ergebnis: Die schulische Belastung scheint gravierende psychosomatische Beschwerden nach sich zu ziehen. So leiden 22 Prozent der befragten Schüler unter Einschlafproblemen, 21 Prozent fühlen sich gereizt, 16 Prozent klagen über Kopf- und Rückenschmerzen, 14 Prozent über Niedergeschlagenheit. Jeder zehnte Schüler hat täglich zwei oder mehrere dieser Beschwerden. Mädchen stellten mit 38,2 Prozent wesentlich häufiger psychosomatische Beschwerden an sich fest als Jungen, bei denen sie nur zu 21,3 Prozent vorkommen. Einen großen Unterschied zwischen Mädchen und Jungen gab es auch beim Symptom Kopfschmerz: Darunter leiden 25,3 Prozent der Mädchen, aber nur 8,4 Prozent der Jungen. Die DAK rät Lehrern und Eltern, die Belastungen und Probleme, die durch die Schule auf den Kindern lasten, ernst zu nehmen und offen anzugehen, da sich durch Schweigen und Verdrängen die Dinge noch verschlimmern könnten.

In unserer schnelllebigen, hektischen Zeit ist es daher wichtiger denn je, Auswege aus der Reizüberflutung zu finden, hin zum ruhenden Pol in unserer eigenen Mitte. Das ist auch für die Leistungsfähigkeit Ihres Kindes entscheidend: Gewähren Sie Ihrem Kind genügend Auszeiten. Hinter scheinbarem Träumen oder Rumtrödeln steht häufig die Phase des „geistigen Verdauens". Ihr Kind benötigt diese Regenerationsphasen, um Eindrücke und Gelerntes erst einmal zu verarbeiten.

Wie das if-so, das Zentrum für Familien- und Schulberatung in Hürth, empfiehlt, sollten betroffene Eltern in jedem

Fall auf folgende Anzeichen bei ihren Schulkindern achten. Sind einige dieser Symptome in den letzten vier Wochen gehäuft bei Ihrem Kind aufgetreten, sollten Sie nachtesten, ob diese Erscheinungen tatsächlich mit dem Schulbesuch in Zusammenhang stehen, und dann über Lösungsmöglichkeiten nachdenken. In den folgenden Kapiteln finden Sie viele Tipps und Fallbeispiele, die Ihnen bestimmt weiterhelfen, auch für Ihre individuelle Situation Heilungsmöglichkeiten zu finden.

Stress-Symptome bei Kindern:
→ Allgemeine Erschöpfung
→ Gereiztheit
→ Wutanfälle auch bei kleineren Anlässen
→ Einschlafstörungen
→ Albträume
→ Mangelnde Konzentrationsfähigkeit
→ Bauchweh
→ Kopfschmerzen
→ Weinen bei scheinbar nichtigen Anlässen
→ Müdigkeit
→ Nervosität
→ Aggressivität

Akuthilfe bei Schulstress:
Spezielle Meridian-Punkte mit Zeichen ausgleichen

Die Erstellung des sogenannten Emotionalen-Stress-Status, abgekürzt „ESS“, kann sehr nützlich sein, wenn ein Kind zu sehr „unter Strom“ steht – allgemein aber bei allen Themen mit starker psychischer Belastung bis hin zu psychosomatischen Erkrankungen, wie Phobien, Suchtverhalten oder Ähnlichem. Wie bei der Energie-Balance werden auch beim

ESS bestimmte Punkte der Reihe nach getestet und bemalt, um das Energiesystem auszugleichen und Blockaden zu harmonisieren. Diese Punkte finden sich am Kopf, am Oberkörper und an den Händen.

Der ESS ist ein sehr wesentliches und wertvolles Werkzeug für Kinder und Erwachsene. Wenn Sie ihn für Ihre Kinder und sich selbst regelmäßig anwenden, kehren sicherlich mehr Entspannung und Gelassenheit in die Familie ein.

Zwei Möglichkeiten, den ESS einzusetzen:

- → Die Punkte des ESS können der Reihe nach getestet und bemalt werden, ohne an ein bestimmtes Thema zu denken – einfach, um „abzuschalten" bzw. um den gesamten Organismus ins Fließen zu bringen: Die Zellen werden dann die Zellmembranen wieder öffnen, sodass schädliche Stoffe abtransportiert werden können und wieder mehr Sauerstoff in die Zelle hineinströmt.
- → Der ESS wird zum Harmonisieren eines ganz bestimmten Themas verwendet. Bei dieser Technik gehen Kind, Mutter/Vater und Therapeut zum Austesten mit ihren Gedanken zu eben diesem Thema, zum Beispiel „Schule", „Mathe", „Noten", „Lernen" und so weiter. Es wird sozusagen mit dem Fokus auf die spezielle Thematik getestet.

Praktischer Ausgleich der Stress-Punkte

Testen Sie jeden Punkt in der Reihenfolge, wie nebenstehend in der Tabelle beschrieben. Der linke Zeigefinger zeigt auf den jeweiligen Punkt, entweder direkt beim Kind oder auf dieser Abbildung. Warten Sie den Grad des Rutenausschlags ab. Ab Grad 5 wird der Punkt mit dem getesteten Zeichen bemalt (eventuell mit unsichtbarem UV-Stift). Testen Sie am Schluss, wie lange die Zeichen verbleiben sollen.

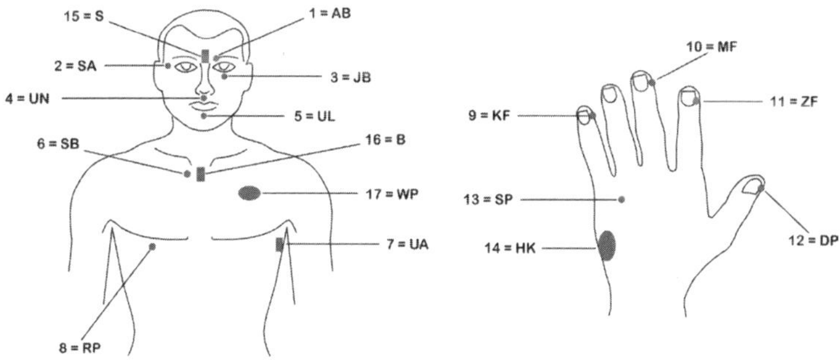

Beim ESS werden diese Punkte der Reihe nach getestet und bemalt, um das Energiesystem auszugleichen und Blockaden zu harmonisieren. Das Schaubild finden Sie in größerer Darstellung auch im Anhang „Testlisten und Arbeitshilfen" auf Seite 216.

		Meridianpunkt	Testpunkte
1	AB	Bl 2	Augenbrauenpunkt
2	SA	Gb 1	Seitlich des Auges
3	JB	Ma 1	Auf dem Jochbein
4	UN	LG 26	Unterhalb der Nase
5	UL	ZG 24	Unterhalb der Unterlippe
6	SB	Ni 27	Schlüsselbeinpunkt
7	UA	MP 21	Unter dem Arm
8	RP	Ma 19	Rippenpunkt
9	KF	He 9	Kleinfingerpunkt
10	MF	KS 9	Mittelfingerpunkt
11	ZF	Di 1	Zeigefingerpunkt
12	DP	Lu 11	Daumenpunkt
13	SP	3EW 3	Serienpunkt
14	HK	Dü 3	Handkantenpunkt
15	S	LG 24	Stirn
16	B	ZG 22	Brust
17	WP		Der wunde Punkt

Lernprobleme lösen

Zunächst sollten Sie sich vor Augen halten: Es ist ganz normal, dass Ihr Kind auch Lernkrisen durchlebt, aber nicht jede davon stellt ein Problem dar, das behandelt werden muss. Lernen im eigentlichen Sinne hat auch nicht zwangsläufig mit Schule zu tun: Wir lernen ein Leben lang, von Anfang an. Bereits im Mutterleib bereiten wir uns auf die Geburt vor. Dann lernen wir durch Bewegung, Spiel und Nachahmung – Sinne, motorische Fähigkeiten und Körperbewusstsein entwickeln sich.

Eltern sollten mit dem Thema Lernen sehr sensibel umgehen und sich dessen bewusst sein, dass gerade in der Schulphase viele negative Prägungen bei den Kindern entstehen können, denn „nicht gut lernen können" ist für viele Kinder gleichbedeutend mit „sich schämen für seine eigene Untauglichkeit": „Aus dir wird nie etwas werden!" und „Was für einen Fehler hast du jetzt schon wieder gemacht!" sind Sätze, die leider allzu häufig fallen. Zeitlebens können sich solche negativen Prägungen bei unseren Kindern festigen, sie empfinden sich selbst als schlecht und kommen von allein nicht mehr aus dieser Sackgasse heraus.

Vieles über das „richtige Lernen" weiß der Direktor der psychiatrischen Universitätsklinik Ulm, Professor Dr. Dr. Manfred Spitzer, zu sagen, der zum Thema Lernen und Hirnforschung mehrere populäre Bücher veröffentlicht hat. Lernen läuft demnach nicht wie das Programmieren von Computern oder wie das Füllen von Fässern ab. Lernen gleicht vielmehr dem Entzünden von Flammen. Und: Zum Lernen gehört die Emotion, es muss einfach Spaß machen: „Es kommt in erster Linie nicht darauf an, WAS gelernt, sondern vor allem WIE gelernt wird", so Professor Spitzer[1].

1 Wege 2/2010, S.13

Ein kleiner Denkanstoß

Sicherlich wollen Sie nur das Beste für Ihr Kind. Eine gute Schulbildung, einen sicheren Job. Um den Wünschen ihrer Eltern gerecht zu werden, schleppen sich täglich Hunderttausende von Schülern in sinnentleerte Schulen, die doch nicht das lehren, was man im Leben wirklich braucht. Doch ist der verständliche Wunsch der allermeisten Eltern überhaupt noch zeitgemäß? Gibt es eine gute Schulausbildung und einen sicheren Job in unseren sich schnell wandelnden Zeiten überhaupt noch? Eine radikale Meinung dazu vertritt das amerikanische Bestseller-Autorenduo Robert T. Kiyosaki und Sharon L. Lechner in seinem Buch „Rich Dad, Poor Dad“: „Der gefährlichste Rat, den Sie einem Kind heute geben können, lautet: Lerne fleißig, schreib gute Noten und such dir einen sicheren Job. Dieser Rat ist überholt und schlecht (...). Wenn Ihr Kind eine finanziell abgesicherte Zukunft haben soll, darf es nicht nach den alten Regeln spielen. Das ist einfach zu riskant.“ Denn laut Kiyosaki und Lechner sind die erfolgreichsten Menschen diejenigen, die es geschafft haben, aus der „Tretmühle“ auszusteigen – und das sind häufig eben nicht konventionelle Akademiker, sondern junge Leute, die mutig ihre eigenen Wege gehen! Geben Sie diesem Gedanken mal eine Chance, das nimmt den Druck, der auf vielen Schulkids lastet.

In jedem Alter ist es für Ihr Schulkind wichtig zu spüren, dass Sie es grundsätzlich lieben, egal, welche Noten es schreibt, egal, ob es später einmal auf das Gymnasium gehen kann oder nicht. Erst wenn Lernschwierigkeiten und Stress-Symptome häufig wiederkehren oder dauerhaft bleiben, ist Handlungsbedarf angesagt und professionelle Hilfe empfehlenswert.

Auch Lernkonflikte wollen ganzheitlich betrachtet werden, denn Arbeitsorganisation, Leistung und Konzentrationsvermögen stehen in engem Zusammenhang. Auch hier gilt wieder: Forschen Sie zunächst nach den Ursachen der Lernprobleme Ihres Kindes. Grundsätzlich sollten für entspanntes Lernen zunächst einmal optimale Rahmenbedingungen vorhanden sein. Dazu zählen vielerlei Faktoren, die wir im Rahmen dieses Buches nur in Kurzform aufgreifen können. Bevor Sie jedoch nachfolgende Anregungen lesen, möchten wir Ihnen noch einen kleinen Denkanstoß mit auf den Weg geben:

Ernährung
Ausreichend Vitalkost ist die gesunde Basis für physisches Wohlbefinden. Viel Trinken erhöht die Konzentrationsfähigkeit. Ein Frühstück vor Schulbeginn füllt die leeren Kohlenhydratspeicher. Eine amerikanische Studie lieferte Daten, denen zufolge Kinder, die regelmäßig frühstücken, bessere Noten in Mathematik haben. Ein selbst zubereitetes Pausenbrot ist besser als Süßigkeiten.

Aktivierung der rechten und linken Gehirnhälfte
Aus der Kinesiologie gibt es viele einfache Übungen (zum Beispiel Brain-Gym), die die beiden Gehirnhälften aktivieren. Dies verbessert Kreativität, Konzentrationsvermögen und lindert Nervosität sowie Prüfungsängste. Auch Meditation und Entspannungsübungen wirken sich positiv aus.

„Die Kinder von heute sind Tyrannen. Sie widersprechen ihren Eltern, kleckern mit dem Essen und ärgern ihre Lehrer."

Sokrates (um 469–399 v. Chr.)

Meditation lässt die grauen Zellen wachsen

Stress ist für unser Gehirn wie Gift, Meditation dagegen die reinste Wohltat. Wer seinen Geist fit halten, seine Denkfähigkeit und sein Wohlbefinden steigern möchte, dem legt jetzt auch die Wissenschaft regelmäßige Meditation ans Herz. In einer Studie belegte die Harvard-Forscherin Sara Lazar mit Untersuchungen an Meditierenden im Kernspintomografen, dass sich durch Meditation die Struktur des Gehirns verändert – und zwar positiv. Bei Probanden, die zwei Monate lang regelmäßig meditierten, erhöhte sich die Dichte der grauen Hirnsubstanz. Für die Wissenschaftlerin heißt das: Je häufiger sich ein Mensch in Meditation übt, umso stärker wächst sein Gehirn. Die Veränderung der Hirnstrukturen durch diese Übungen spielt sich in den Insellappen ab, die im Großhirn angesiedelt und für das Erkennen inneren Empfindens zuständig sind, sowie in einer Region im Cortex, die Aufmerksamkeit und Gedächtnis steuert. Die Forscherin stellte fest, dass sich Meditierende nach einer Sitzung entspannter und wacher im Geist sowie seelisch aufgehellter fühlten. Darüber hinaus legen die erhobenen Daten nahe, dass man sich durch Meditation länger geistig frisch fühle. Das bisherige Fazit der Wissenschaftlerin: 20 bis 40 Minuten Meditieren trägt erheblich zu Wohlbefinden, Gedächtnis, Kognition und Gesundheit bei. In einigen Schulen ist Meditation bereits Praxis.

Übrigens: Meditation ist nicht gleichbedeutend mit „still dasitzen". Gerade Kinder haben einen großen Bewegungsdrang; daher gibt es für Kinder Meditationstechniken mit Musik, Klang, Rhythmus und Bewegung, in denen sie dennoch die wertvolle Erfahrung machen können, ganz bei sich selbst zu sein.

Musikinstrument spielen lernen

Der Besuch eines Musikunterrichts kostet zusätzliche Zeit, hat jedoch einen heilsamen Effekt: Das Erlernen und Spielen eines Musikinstrumentes wirkt sich synchronisierend auf beide Gehirnhälften aus und fördert die Gedächtnisleistung. Allerdings sollte das Kind ein Instrument lernen, das ihm Spaß bereitet. Mehr zum Thema Musik siehe Seite 168 ff.

Prüfungsvorbereitung

Ihr Kind sollte dafür ausreichend Zeit einplanen. Wichtig: Kein extremes Lernen am Vortag der Prüfung. Zur Schwingungserhöhung kann sich das Kind ein unsichtbares „Y" (mit UV-Stift) über die Lernblätter malen oder ein A4-Blatt mit einem dicken „Y" unter das Buch legen.

Ausreichend Lob

Lob und Anerkennung gegenüber Ihrem Kind und seinen schulischen Leistungen sowie den sozialen Leistungen des Schulalltags sind wichtig! Stärken Sie sein Selbstbewusstsein, indem Sie die Stärken Ihres Kindes hervorheben. „Wertschätzung" für die ganze Person Kind ist das Zauberwort.

Entspannter Umgang mit Noten

Zeigen Sie gegenüber schlechten Schulnoten Gelassenheit nach dem Motto „Wer arbeitet, macht Fehler" und „Du bist nicht deine Note!". Wichtig: Vergleichen Sie nie die Noten anderer Kinder mit denen Ihres Kindes.

> *„Wenn ein Kind mit einem anderen verglichen wird, ist das eine Verletzung. Jede Form des Vergleichens verletzt."*
>
> **Jiddu Krishnamurti (1895–1986)**

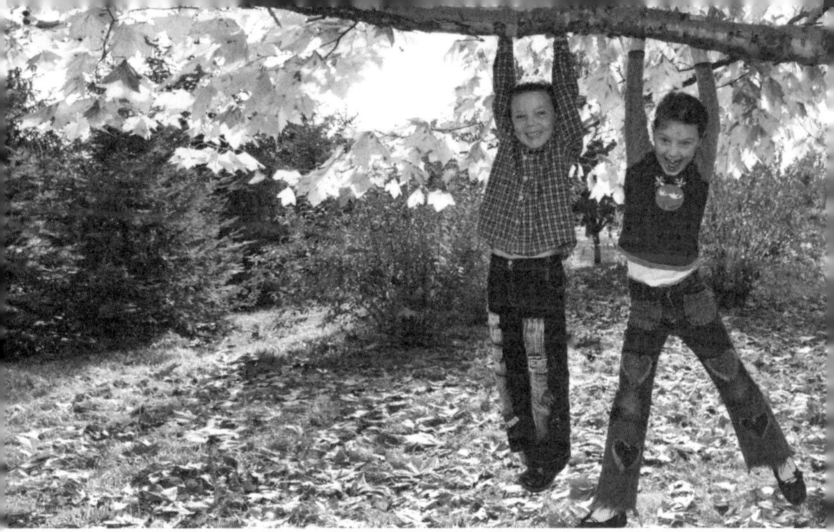

Bewegung ist der beste Ausgleich gegen Stress.

Bewegung im Freien

Ideal für Kinder ist ein Mannschaftssport im Freien. Sportliche Aktivität schüttet Glückshormone aus, ein Mannschaftssport fördert Spaß und emotionale Kompetenz im Umgang mit anderen Kindern. Frische Luft versorgt jede Einzelne unserer Körperzellen mit Sauerstoff und neuer Energie. Sonne und das Grün der Natur wirken außerdem nachweislich heilsam bei Stimmungstiefs und Depressionen.

Übrigens: Da wir Erwachsenen auch zunehmend unter Druck stehen, sind wir schnell geneigt, bei unseren Kindern einen erhöhten Fernseh-, Handy- oder Internetkonsum zu tolerieren. Wenn Sie deswegen ein schlechtes Gewissen haben, empfehlen wir Ihnen, auch einmal den ESS (siehe Seite 97 ff.) zum Stressausgleich zu machen. Es tut einfach gut.

„Jede Erziehung ist Selbsterziehung, und wir sind eigentlich als Lehrer und Erzieher nur die Umgebung des sich selbst erziehenden Kindes."

Rudolf Steiner (1861–1925)

Einfache Glücksformel: Zehn Minuten in der Natur!

Es braucht nicht viel, um seiner Seele etwas Gutes zu tun: Bereits ein kurzer Spaziergang im Grünen wirkt heilsam und hellt nachweislich die Stimmung auf, wie britische Forscher herausgefunden haben. Aber nicht nur die Laune verbessert sich, auch das Selbstwertgefühl profitiert deutlich, wie ein Forscherteam der University of Essex 2010 durch eine Untersuchung belegt. In insgesamt zehn Studien mit 1.252 Personen gingen die Wissenschaftler der Frage nach, wie sich der aktive Aufenthalt in der Natur auf Menschen auswirkt. Während die Teilnehmer der nach Alter, Geschlecht und psychischem Zustand gut gemischten Studiengruppe wanderten, Rad fuhren, fischen gingen, ausritten oder im Garten arbeiteten, registrierten die Biowissenschaftler, wie sich diese Tätigkeiten im Freien auf die Stimmung und das Selbstwertgefühl ihrer Probanden auswirkten. Das Ergebnis: Das Gemüt der Teilnehmer hellte sich innerhalb von fünf Minuten immer stärker auf und auch ihr Selbstbewusstsein wuchs. Besonders stark war der positive Einfluss der grünen Umwelt in den ersten Momenten des Draußenseins. In diesem Zeitraum reagierte die Psyche besonders sensibel auf die feinen Bewegungen in der Natur. Noch mehr profitierte die psychische Gesundheit, wenn außer Bäumen und Gebüschen noch Wasser in der Nähe war. Insbesondere bei jungen Leuten konnte ein Anstieg der Selbstachtung festgestellt werden und auch psychisch labile Personen stabilisierten sich. Die Ergebnisse, so die Forscher, zeigen, wie wichtig Parks mit Bäumen, Flussläufen und kleinen Seen in der Stadt, aber auch in der nächsten Umgebung größerer Unternehmen sind, damit Menschen nicht in Stimmungstiefs oder gar in Depressionen versinken.

Chakren- und Auraharmonisierung bei Schulblockaden

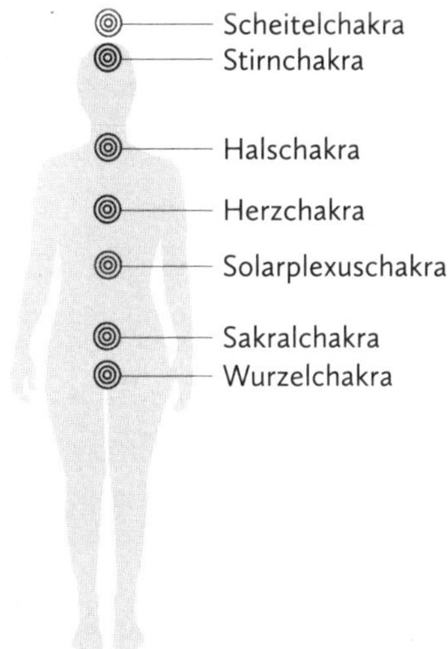

Der energetische Körper des Menschen ist nicht nur durchzogen von einer Vielzahl von Meridianen, sondern auch von Energiezentren, die die Energie in eben diese Bahnen leiten und verteilen und von diesen auch wieder aufnehmen und in die Aura abgeben. Die Chakren (Sanskrit für „Rad, Diskus, Kreis") liegen wie die Meridiane im feinstofflichen Körper des Menschen. Sie haben eine innige Verbindung zu allen Schichten der Aura sowie nach innen zum biologischen materiellen Körper. Letzteres vor allem durch die enge Verknüpfung zu den Meridianen und zur Wirbelsäule als senkrechtem Hauptenergiekanal für das Chi oder Prana, die Lebens- und Lichtenergie. Neben den sieben Hauptchakren gibt es mehrere wichtige Nebenchakren, zum Beispiel die Fuß- und Handchakren. Die Öffnungen der Chakren befinden sich jeweils an der Vorder- und an der Rückseite des Körpers mit Ausnahme des Wurzel- und Kronenchakras, die nach unten beziehungsweise nach oben geöffnet sind.

Mangelnde oder überschüssige Energie oder Verteilungsstörungen in einem oder mehreren Chakren gehen meist mit körperlichen und auch psychischen Problemen einher, vor allem wenn dieser Zustand längere Zeit anhält. Traumatische Ereignisse oder andere schwerwiegende Erlebnisse können die Chakren an einer ausgewogenen Energieverteilung hindern. Wie weit die Chakren entwickelt sind, hängt von unserem Bewusstseinszustand ab. Negative Gedanken und emotionale Belastungen, zum Beispiel durch Leistungsstress, schwächen sie.

Folgende Grundqualitäten des menschlichen Lebens können den Chakren zugeordnet werden. Sie können jeweils in positiv-harmonischer Form oder in negativ-blockierender Form gelebt werden (von unten nach oben):

- → Wurzelchakra: Überleben, Instinkte, Urvertrauen
- → Sakralchakra: Gefühle, Schöpferkraft, Kreativität
- → Solarplexuschakra: Wille, Macht, Selbstbewusstsein
- → Herzchakra: Beziehungen, Liebe, Vertrauen
- → Halschakra: Ausdruck, Kommunikation
- → Stirnchakra: Wahrnehmung, Hellsehen, Klarsehen
- → Kronenchakra: Weisheit, Gottvertrauen

Alle Chakren sprechen gut auf eine Harmonisierung mit Symbolen an. Stellen Sie sich zunächst vor, um welches Thema es konkret geht, zum Beispiel „schlechte Noten", „mangelnde Motivation", „Angst vor der Schule", „selbst gemachter Leistungsdruck", „von außen erzeugter Leistungsdruck", „Konzentrationsmangel" und so weiter. Mit diesem Thema beziehungsweise dieser Absicht im Hinterkopf testen Sie dann die Chakren und Auraschichten des Kindes.

Harmonisierung der Chakren mit Symbolen

So gehen Sie vor:

1. Testen Sie zunächst mit der Rute (wieder von Grad 1 bis Grad 8), welche Chakren bei Ihrem Kind im Hinblick auf das blockierte Schul- oder Lernthema nicht in Ordnung sind. Fragen Sie: „Wie ist das Wurzelchakra/Sakralchakra ...?" und

so weiter. Schreiben Sie die gemessenen Werte auf. Die Chakren, die blockiert sind (das sind sie ab Grad 5), werden zuerst ausgeglichen.

2. Testen Sie mögliche geeignete Symbole aus, zum Beispiel Strichcodes aus der Neuen Homöopathie, die Blume des Lebens, Chakra-Karten, Engel-Symbole oder andere.
3. Fragen Sie, was mit dem ausgewählten Symbol geschehen soll: „Soll ich das Symbol XY...

   ... am Körper auflegen?“ Wenn ja, wo?
   ... anschauen?“
   ... auf Wasser übertragen?“
   ... unters Kopfkissen legen?“
   ... neben das Bett legen?“
   ... am Körper tragen?“ Wenn ja, wo?
   und so weiter
4. Testen Sie die Werte der Chakren einige Zeit später nach, und beobachten Sie, ob Ihr Kind ruhiger und gelassener wird.

Symbole in dieser Form für die Arbeit an den Chakren zu verwenden ist eine wunderbare Sofort- oder Akutmaßnahme, um das Energiesystem ins Fließen zu bringen. Wenn Sie jedoch bemerken, dass bestimmte Chakren immer wieder „dicht machen“, der Durchfluss immer wieder stockt beziehungsweise die Symptome Ihres Kindes sich nicht bessern, muss an der Ursache und am zugrunde liegenden Thema gearbeitet werden.

Denn wenn blockierende Themen, die vor allem seelischen Ursprungs sind, nicht bearbeitet werden, schließt sich das Chakra mit der Zeit wieder. Eine geeignete Methode zur Aufarbeitung von Blockaden ist die Arbeit mit Glaubenssätzen oder dem Psychomeridian.

Aura und Chakren Ihres Kindes auf Papier malen

Versuchen Sie Folgendes, wenn Ihr Kind unter Stress oder anderen psychischen Symptomen leidet:

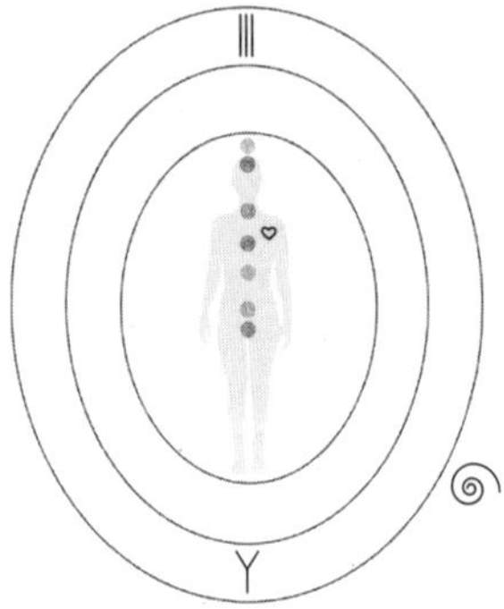

- Malen Sie Ihr Kind als Skizze auf ein A3-Blatt, oder verwenden Sie die Kopiervorlage von Seite 196.
- Schreiben Sie seinen Namen über die Skizze, oder legen Sie ein Foto darüber.
- Zeichnen Sie die sieben Hauptchakren als Kreise ein (ungefähre Stelle reicht).
- Malen Sie um das Kind drei halbkreisförmige Linien im Abstand von jeweils rund 2 cm, die die Auraschichten kennzeichnen (von innen nach außen: physische Aura, emotionale Aura, mentale Aura, spirituelle Aura). Letztere hat keine Begrenzung.
- Berühren Sie mit Ihrem linken Zeigefinger leicht die Chakren von oben nach unten; testet ein Chakra Grad 5 oder schlechter, fragen Sie, welches Zeichen hier aufgemalt/ hingelegt werden möchte, und gehen dann zum nächsten Chakra.
- Fragen Sie dann jede Auraschicht von innen nach außen bezüglich Belastungsgrad ab.
- Testet eine Schicht schlechter als Grad 5, fragen Sie ab, welches Heilsymbol genau innerhalb der Linie aufgemalt werden sollte.
- Verfahren Sie bei den anderen Auraschichten genauso.
- Am Ende haben Sie ein ausgeglichenes Gesamtbild und fragen ab, was jetzt mit dem Bild geschehen soll: auf Wasser speichern, an einen Ort legen, an die Wand hängen, mit Gedankenkraft ins Zimmer speichern etc.

Positive Programmierungen mit Symbolen

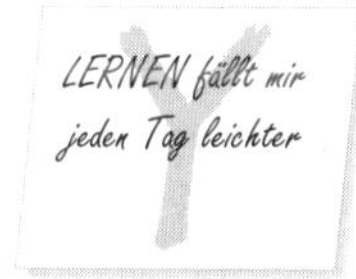

Mit positiven Programmierungssätzen können wir unsere Kinder Schritt für Schritt stärken und ihr Selbstbewusstsein wieder aufbauen. Dies wird nicht schlagartig funktionieren, als würde man einen Schalter umlegen. Doch spüren die Kinder, dass sie Hilfen an die Hand bekommen und nicht alleine sind mit ihren Sorgen. Positive Programmierungen ersetzen nicht die Arbeit mit den tief geprägten Schattenthemen, die meist schon früh in der Kindheit oder sogar noch vor der Geburt entstanden sind und deren tiefe Essenz der erlernte Fehlglaube ist: „Ich bringe keine gute Leistung, also bin ich nichts wert" bzw. „Ich werde nur dann geliebt, wenn ich Leistung erbringe."

Wenn Sie Ihrem Kind etwas Gutes tun wollen, dann vermitteln Sie ihm glaubhaft und aus dem Herzen heraus, dass es alleine durch seine Geburt und sein reines Da-Sein auf dieser Erde ein einmaliges wertvolles Wesen ist, das durch KEIN anderes Wesen auf dieser Welt zu ersetzen ist. Es ist bereits vollständig von Geburt an und muss sich nicht erst durch Leistung wertvoll machen. Die Erde wäre ärmer, wenn nicht genau dieses einmalige Kind hier wäre! Diese Botschaft lässt in vielen Kindern ein LICHT aufgehen, das sie so dringend benötigen in dieser kalten, technisierten Welt. Begleitend dazu können Sie positive Worte oder Sätze (die mit Grad 1 als optimal testen) auswählen, mit einem Y als Positivverstärker übermalen (auch ein anderes Symbol kann geeignet sein) und das Kind mit dieser Botschaft eine oder mehrere Wasserübertragungen machen lassen. Oder das Kind hängt die Affirmation über seinen Schreibtisch oder legt sie unter sein Lernpensum. Eine Testliste „Positive Affirmationen für die Schule" finden Sie im Anhang „Testlisten und Arbeitshilfen" auf Seite 199.

Reise zum Inneren Kind

Wir Erwachsene sind selbst auch immer Kind. Und dieses kleine Kind, das emotional so oft verletzt wurde und sich häufig ungeliebt gefühlt hat, wohnt noch immer tief in uns selbst – in unserem Bauch und Herzen verborgen sehnt es sich noch immer nach der Liebe und der Aufmerksamkeit, die es einfach nur durch seinen Eintritt in diese Welt verdient hat. Was dieses eigene Kind in uns nicht bekommen hat, projizieren wir unbewusst auf unsere Kinder. Wir möchten, dass sie es einmal „besser" haben, dass sie das Gymnasium schaffen, das wir nicht erreicht haben, oder das Instrument erlernen, das wir selbst gerne gespielt hätten. Aber unsere Kinder müssen ihren eigenen Weg gehen, mit ihren eigenen Potenzialen und Möglichkeiten; sie sind Individuen! Der Satz „Liebevoll überlasse ich meinen Kindern ihre eigenen Lernerfahrungen" zeigt sehr schön, dass wir unsere Kinder begleiten, aber nicht (unbewusst) manipulieren sollen.

Wir empfehlen Ihnen Seelenreisen zum Inneren Kind, um Ihr Inneres Kind kennenzulernen, zum Beispiel in einer Meditationsgruppe oder mithilfe der Anleitung auf einer Audio-CD. Das „Innere Kind" befindet sich in unserem Bauchraum beziehungsweise dem „Bauchhirn" und ist ein symbolischer Ausdruck für denjenigen Teil unserer Seele, in dem unsere tiefsten Empfindungen, unsere Intuition und „Bauchgefühle" wohnen. Es lohnt sich, das Innere Kind bewusst wahrzunehmen, ihm einen Namen zu geben und mit ihm regelmäßig zu kommunizieren. Über die Ebene des rationalen Verstandes funktioniert das allerdings kaum. Nehmen Sie sich Zeit und Muße dafür. Nach und nach werden Sie spüren, wie es Ihrem Inneren Kind geht, was es zu Ihren Themen meint, und seine Ratschläge werden zu einer immer wertvolleren intuitiven Hilfe für Sie.

Ursachenfindung

Lernschwierigkeiten können auf eine blockierte Kommunikation der beiden Gehirnhälften zurückgehen. Auch können familiäre oder soziale Konflikte dafür verantwortlich sein. Ebenso können ungünstige Ernährungsgewohnheiten zu einer verminderten Leistungsfähigkeit und zu großer Ablenkbarkeit beim Kind führen – möglicherweise stehen also rein biologische Ursachen hinter manchen Konzentrationsstörungen & Co.

So hat sich etwa bei ADHS kürzlich in einer Studie herausgestellt, dass es möglicherweise Wohnraumgifte sein könnten, die dieses Krankheitsbild verursachen. Auch hier ist die Neue Homöopathie ein hilfreiches Instrumentarium bei der Ursachenfindung, denn es kann fatale Folgen haben, wenn auf der falschen Ebene (ohne wirkliche Klärung der Ursache) therapiert wird: Denken wir nur daran, wie viele Kinder allein in Deutschland inzwischen ritalinabhängig sind und wie viele Eltern verzweifelt sind! In jedem Fall ist diese Studie wert, dass Eltern mit ADHS-Kindern darüber nachdenken, ob Wohnraumgifte ein Co-Faktor in der Krankheitsentstehung sein könnten.

Generell werden Lernprobleme in unterschiedliche Kategorien eingeteilt: neben allgemeiner Konzentrationsschwäche in die Teilleistungsschwächen Legasthenie und Dyskalkulie sowie ADHS – auf die wir in den nachfolgenden Kapiteln gesondert eingehen möchten.

Machen Sie grundsätzlich nicht zu viel Aufhebens um diese angeblichen „Erkrankungen" Ihres Kindes. Ihr Kind ist nicht „krank".

„Fehler sind Treppenstufen, auf denen der kluge Mensch emporsteigt." **Unbekannt**

Fallbeispiel: „Du bist sowieso nicht sprachbegabt!"

In der siebten Klasse bekam der 14-jährige Michael im neusprachlichen Zweig des Gymnasiums die Sprache Französisch hinzu. Er tat sich äußerst schwer und schrieb die ersten Fünfer. Die Mutter bemerkte, dass er schon nach kurzer Zeitspanne innerlich aufgegeben hatte, und Michael teilte mit, dass dies alles sowieso keinen Sinn habe.
Nach intensivem Nachfragen konnte die Mutter die Ursache für sein Verhalten herausbekommen: Als der Junge vor einiger Zeit im Fach Deutsch eine schlechte Note erhalten hatte, war ihm die Arbeit von seinem Lehrer mit den Worten „Du bist sowieso nicht sprachbegabt" ausgehändigt worden. Dieser Glaubenssatz wurde von dem Schüler sofort als „wahr" angenommen und verinnerlicht.
Die Mutter schrieb diesen Satz dann auf die linke Seite eines gefalteten Papiers und malte darüber den ausgetesteten Sinusgrad. Auf die rechte Seite schrieb sie eine positive Affirmation, darüber zeichnete sie das Ypsilon: „Ich finde es einfach, Sprachen zu lernen." Anschließend testete sie für ihren Sohn eine Wasserübertragung für diesen informierten Zettel aus („Wie oft am Tage?", „Wie viele Tage lang?"). In diesem Schuljahr erzielte Michael in Französisch die Note 2 im Jahreszeugnis.
Begleiten Sie Ihr Kind bei seinen Aufgaben, aber stellen Sie klar, dass Sie ganz viel Vertrauen in die Fähigkeiten Ihres Kindes haben. Sie können ihm nicht alles abnehmen.

„Es gibt keine großen Entdeckungen und Fortschritte, solange es noch ein unglückliches Kind auf Erden gibt." **Albert Einstein (1879–1955)**

Legasthenie und Dyskalkulie

> *„Mir, der ich selten selbst geschrieben, was ich zum Druck beförderte und, weil ich diktierte, mich dazu verschiedener Hände bedienen musste, war die konsequente Rechtschreibung immer ziemlich gleichgültig. Wie dieses oder jenes Wort geschrieben wird, darauf kommt es doch eigentlich nicht an, sondern darauf, dass die Leser verstehen, was man damit sagen wollte."*
>
> **Johann Wolfgang von Goethe (1749–1832)**

Beide oben stehenden Begriffe stammen aus dem Griechischen. Mit Legasthenie bezeichnet man die Lese- und Rechtschreibeschwäche (LRS), mit Dyskalkulie die Rechenschwäche. Bei beiden Begriffen spricht man von einer „Teilleistungsstörung", die bei normaler, aber auch bei überdurchschnittlicher Intelligenz auftreten kann. In Deutschland ist rund jedes zehnte Kind von Problemen bei der Umwandlung von Schrift in Sprache oder von Sprache in Schrift betroffen. Die Ursachen dafür versucht man seit 1895 zu erkennen. Die möglichen Gründe reichten von genetisch bedingter Wortblindheit bis hin zu prä- und postnatalen Themen, die sich bis in die Kindheit hinein auswirken können, und vielem mehr. Heutzutage sieht man multikausale Faktoren als Ursachen dafür an, die sowohl sozialer, konstitutioneller als auch genetischer Natur sein können.

Lernfördermaßnahmen, kinesiologische Sitzungen und Übungen und vieles mehr sind zweifellos sinnvoll. Jedoch müssen betroffene Eltern auch darauf achten, dass sie nicht zum Lerncoach ihrer Kinder werden und so wiederum vermehrten Stress ausüben. In einem Beitrag im Kinesiologie Journal Nr. 21/2010 (S. 31 ff.) über die Chancen und Grenzen der Kinesiologischen Lernberatung schrieb Susanne Abouzari: „Bei der Begleitung des Kindes in seinem Erfolgsprozess ist es auch sinnvoll, loslassen zu können: Kinder entwickeln sich gerne, wenn man mal gerade nicht hinguckt. Bei der Frage nach unterstützenden Übungen für zu Hause oder in der Schule ist oft weniger mehr (...) hat das Kind Zeit zum sorglosen Spiel und zum scheinbaren Trödeln, verdaut es das Erlernte oftmals leichter und der Erfolg kann schneller eintreten."

So kann die Neue Homöopathie helfen

Ein häufig gesagter Satz der meist überdurchschnittlich intelligenten Schüler mit diesen Schwächen lautet: „Ich bin so dumm, die Schule schaffe ich nie." Einen solch fest verankerten negativen Glaubenssatz Ihres Kindes sollten Sie in jedem Fall umschreiben, wie im Fallbeispiel auf Seite 114 beschrieben.

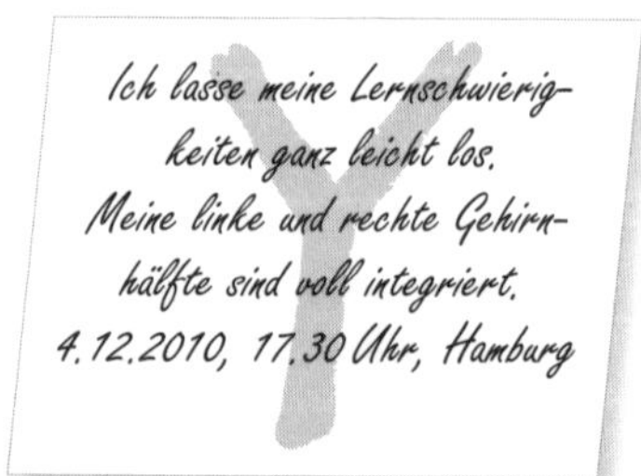

Alternativ können Sie für Ihr Kind einen passenden Leitsatz aussuchen/austesten: Im Anhang „Testlisten und Arbeitshilfen" haben wir für Sie eine Liste „Positive Affirmationen für die Schule" (siehe Seite 199) zusammengestellt. Schreiben Sie den entsprechenden Leitsatz auf einen Zettel, malen Sie ein Ypsilon darüber und versehen Sie ihn unten mit Datum, Zeit und Ort.

Legen Sie den Zettel an einen Platz, an dem ihn Ihr Kind ab und zu sehen kann, zum Beispiel an seinen Arbeitsplatz. Testen Sie aus, wie lange (Tage/Wochen) die Botschaft dort verbleiben soll.

ADHS – eine Erkrankung unserer Zeit?

Die Begriffe ADHS und ADS stehen für die Aufmerksamkeitsdefizit-Hyperaktivitätsstörung beziehungsweise das sogenannte Aufmerksamkeitsdefizitsyndrom, womit Mediziner eine besonders starke Aufmerksamkeitsstörung beschreiben. ADHS wurde im Jahr 1845 zum ersten Mal von dem Frankfurter Nervenarzt Heinrich Hoffmann in dessen Buch „Der Struwwelpeter“ literarisch dargestellt; aber erst 1987 erhielt die Erkrankung ihre heute noch gültige medizinische Bezeichnung. ADHS bezieht sich keineswegs nur auf das Kindesalter. Das Erscheinungsbild ist sehr vielgestaltig; es reicht vom bekannten Zappelphilipp über das brav-träumerische Mädchen („Traumsuse“) und den depressiv-orientierungslosen Jugendlichen bis hin zum hochbrillanten, aber zerstreuten Professor.

Je nach Krankheitsausprägung wird ADHS in verschiedene Typen unterteilt: in den vorwiegend hyperaktiv-impulsiven Typ, den vorwiegend unaufmerksamen Typ und den kombinierten Typ. In den letzten Jahren überschlugen und widersprachen sich die wissenschaftlichen Erkenntnisse über ADHS. Erzieherische Fehler seien nicht die Ursache, würden aber ein bestehendes Krankheitsbild ungünstig beeinflussen. Dann hieß es, ADHS sei erblich, oder dass ein Ungleichgewicht der Neurotransmitter (Botenstoffe im Gehirn) für das Zappelphilipp-Syndrom verantwortlich sein solle: Dopamin (Antrieb), Noradrenalin (Aufmerksamkeit) und Serotonin (Impulsivität, Stimmung) seien nicht in der Balance. In jedem Fall sei ADHS das Resultat einer fehlerhaften Informationsverarbeitung zwischen einzelnen Hirnabschnitten.

Zumeist wird eine Diagnose bereits durch die Betrachtung und Befragung des betreffenden Kindes gestellt – und sogar bei Säuglingen will man ADHS diagnostizieren, wenn unerklärlich lange Schreiphasen oder Schlafprobleme auftreten.

Folgende altersunabhängige Symptome sind gemäß schulmedizinischer Definitionen bei einer ADHS immer vorhanden:

- → Konzentrationsstörung
- → Störung der Wahrnehmung und Informationsverarbeitung
- → Störung der Gedächtnisbildung (Abspeicherung)

Die folgenden Merkmale können (müssen aber nicht) bei ADHS auftreten:

Das Kind ...
... redet sehr viel und laut.
... hat einen großen Bewegungsdrang.
... macht viele Flüchtigkeitsfehler.
... hat große Probleme mit Aufmerksamkeit und Konzentration.
... scheint häufig nicht zuzuhören.
... schreibt in der Schule Wörter falsch ab, schlägt auf den falschen Seiten nach.
... überhört Anweisungen.
... braucht unverhältnismäßig lange, um Aufgaben zu lösen.
... ist im Alltag sehr vergesslich.
... ist leicht ablenkbar.
... hat eine große Abneigung, sich länger geistig anzustrengen.
... leidet unter Schlafstörungen, besonders unter Einschlafstörungen.
... leidet unter abrupten Stimmungsschwankungen.
... zeigt eine erhöhte Impulsivität.
... hat ein hohes Aggressionspotenzial.
... neigt schnell zu Wutausbrüchen.
... hat eine negative Selbsteinschätzung.
... möchte am liebsten alles hinwerfen.

Medikamentöse Therapien mit Methylphenidat (umgangssprachlich bekannt unter dem Handelsnamen Ritalin) zielen darauf ab, die Balance der Neurotransmitter wiederherzustellen. Dieses verschreibungspflichtige Betäubungsmittel wird nach Schätzungen weltweit inzwischen an über zehn Millionen Kinder ausgegeben; in Deutschland hat sich seit 1994 der Verbrauch verzehnfacht.

Verschwörungstheoretiker stützen die These, dass die Aufmerksamkeitsdefizit-Hyperaktivitätsstörung eine erfundene Erkrankung der Pharmaindustrie sei und unsere Kinder als Versuchskaninchen dienten, da es keine gesicherten Langzeitstudien bezüglich Ritalin gäbe. Auch Ärzte schlagen Alarm; so warnte beispielsweise Dr. Joan Balzer auf einem Fachkongress in San Diego vor diesem Medikament, denn eine Untersuchung an Ratten hätte ergeben, dass Ritalin das Potenzial besitze, im Gehirn lang anhaltende Veränderungen in Struktur und Funktion auszulösen.

Aktuell wird leider mehr und mehr beobachtet, dass der Ritalinpillen-Handel auch an deutschen Gymnasien blüht. Durch den steigenden Leistungsdruck wissen sich viele Schüler nur noch durch eigenmächtige Ritalineinnahme zu helfen, um das Lernpensum zu bewältigen und ihre Leistungsfähigkeit zu steigern. Dies ist ein Hilfeschrei, der zu einer neuen, humaneren Schulreform aufruft!

> *„Jedes Lebensalter des Menschen treibt aus den Tiefen der Menschennatur die Anlagen zu gewissen Seelenkräften hervor. Werden diese Anlagen in dem betreffenden Lebensalter nicht ausgebildet, so können sie später nicht mehr in Wahrheit ausgebildet werden: Sie müssen dann verkümmern."*
>
> **Rudolf Steiner (1861–1925)**

Als gesichert gilt, dass bei ADHS-Betroffenen bestimmte Gehirnfettsäuren vermindert auftreten, sodass eine Zufuhr von Omega-3-Fettsäuren zur Unterstützung sinnvoll sein kann. Ebenso die Gabe von Magnesium, da häufig ein zu niedriger Magnesiumspiegel gemessen wird. Zudem steht die erhöhte Zufuhr von Phosphaten (oft aus Cola-Getränken) im Verdacht, das Aufmerksamkeitsdefizit-Syndrom zu verschlimmern. Auch Zusatzstoffe in Lebensmitteln können Nahrungsmittelunverträglichkeiten und gegebenenfalls Verhaltensstörungen auslösen; wiederum können echte Allergien, wie etwa eine Kuhmilch- oder Nussallergie, zu Aggressivität und Hyperaktivität führen – doch sind dies die wahren Ursachen von ADHS?

Alles in allem deuten die Symptome von ADHS auf neurologische Störungen hin, die möglicherweise durch Umweltgifte ausgelöst werden. Schon länger weiß man, dass aus Kinderspielzeug, Plastikmöbeln und Bodenbelägen hormonell wirkende Weichmacher ausströmen können, die Kunststoffen wie PVC mehr Elastizität verleihen. Nehmen Kinder in den ersten Lebensjahren diese Stoffe über die Luft, die Haut oder den Mund auf, kann das auch Jahre später noch zu ernsten Erkrankungen führen. Inzwischen wird im Blut und im Urin nahezu aller Kinder der Weichmacher DEHP nachgewiesen, und zwar in einer Höhe, die Schäden nicht ausschließt. Insbesondere werden auch die Entwicklung der Fortpflanzungsorgane und des Hormonsystems durch Weichmacher dieser Art beeinträchtigt.

Es ist wichtig, dass sich Eltern für Schadstoffe im Alltag sensibilisieren, aber auch informieren, wie die Umgebung von Kindern gesünder werden kann. Allgemein sollte man auf Weich-PVC überall dort verzichten, wo sich Kinder aufhalten.

Plastikprodukte, die stark riechen, enthalten mit großer Sicherheit ausgasende Stoffe: Sie sollten erst gar nicht gekauft werden.

ADHS: Umweltgifte als mögliche Mitauslöser

Ulf Sauerbrey von der Universität Jena fand heraus, dass Umweltgifte zur Entwicklung von ADHS bei Kindern beitragen[2] – und zwar in einem erheblichen Maß. In Veröffentlichungen zu ADHS wird der Zusammenhang zum direkten Lebensumfeld der Kleinsten meist jedoch nicht gezogen. Einzelstudien sprechen aber deutlich über giftige Ausdünstungen aus Teppichen, Tapeten und Anstrichen, die sich im Kinderzimmer zu einem brisanten Chemiecocktail vereinigen. Sauerbrey weist darauf hin, dass die Wechselwirkung verschiedener Giftstoffe entweder gar nicht oder nur unzureichend erforscht ist und dass selbst niedrigste Konzentrationen schädlich sein können, wenn ein Kind ihnen dauerhaft ausgesetzt ist. Auf importierte Möbel und Spielzeuge aus Ländern mit niedrigeren Grenzwertbestimmungen als in der Europäischen Union (EU) sollten Eltern nach Meinung des Wissenschaftlers besser verzichten.

Auch Dr. Rolf Buschmann, Schadstoffexperte der Verbraucherzentrale Nordrhein-Westfalen, rät, dass die Renovierung eines Kinderzimmers rund zwei bis drei Monate vor dem Einzug des Kindes stattfinden solle, dann sei ein Großteil der gefährlichen Substanzen ausgedünstet. Tägliches Lüften mit bis zu zehn Minuten vollständig offen stehenden Fenstern und Türen im Kinderzimmer sei ein Muss.

2 Quelle: Sauerbrey, Ulf (2010): AD(H)S und Umweltgifte – eine Aktualisierung der Studienlage seit 2008, in: Umwelt-Medizin-Gesellschaft 23 1, S. 33–40

Schulkonflikte lösen

Leider kommt es viel zu oft vor, dass Schüler in die Ecke des ewigen Verlierers, des Außenseiters gedrängt werden und sich nicht in die Gemeinschaft der Mitschüler aufgenommen fühlen. Auch Mobbing zwischen Schülern und Lehrern sowie zwischen Schülern und Schülern ist heutzutage leider keine Seltenheit mehr.

So kann es beispielsweise vorkommen, dass im Lehrerzimmer negativ über Schüler geredet wird. Oft stehen Urteile über neue Kinder schon fest, bevor der Schüler überhaupt in eine neue Klasse kommt, weil man ja seine Familie schon kennt und daraus seine Schlüsse zieht.

Der junge Neuzugang weiß eigentlich gar nicht so recht, wie ihm geschieht; unbewusst nimmt er jedoch wahr, dass ihm quasi die Luft zum Atmen und die Möglichkeit zu seiner individuellen kreativen Entfaltung schon im Vorhinein genommen wurden.

„Als Kind ist jeder ein Künstler. Die Schwierigkeit liegt darin, als Erwachsener einer zu bleiben."

Pablo Picasso (1881–1973)

In der Neuen Homöopathie kann man zur Konfliktlösung in diesem Fall ein Blatt verwenden, auf das die Namen von Lehrer und Schüler geschrieben werden; dann wird das entsprechende Zeichen zum Entstören dieser Beziehung ausgetestet und zwischen die Personen gemalt oder auf den Namen der Person, die Hilfe braucht (austesten!).

Zur Lösung von Konflikten aller Art hat sich auch die Liegende Acht bewährt, besonders wenn uns die Konfliktherde nicht wirklich greifbar erscheinen. Eine Konfliktlösung könnte zum Beispiel folgendermaßen aussehen:

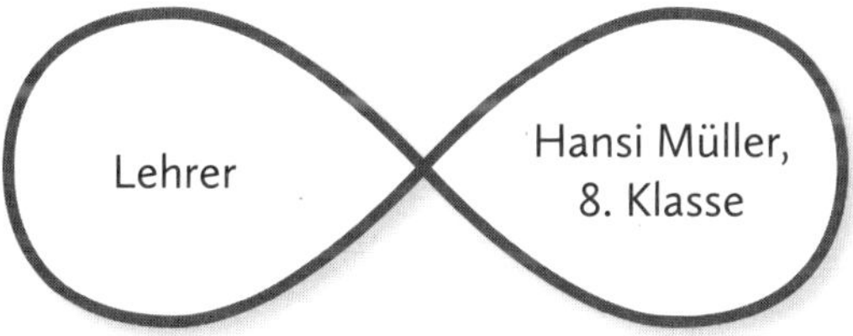

Die Liegende Acht wird häufig bei kinesiologischen Übungen verwendet. Sie steht als Symbol für Unendlichkeit, Verbindung und Vervollständigung.

Elektrosmogbelastungen

„Es gibt Wichtigeres im Leben, als beständig dessen Geschwindigkeit zu erhöhen ...“

Mahatma Gandhi (1869–1948)

Infolge der hochgradigen Technisierung unserer Welt werden wir zunehmend mit elektromagnetischen Störfeldern konfrontiert. Im Haus werden wir von Fernseher, WLAN und Elektroleitungen bestrahlt. Draußen entstehen elektromagnetische Wellen durch Hochspannungsmasten für die Fernübertragung von Informationen. Dazu zählen Radiowellen, Radarübertragungen sowie die Sendemasten für die Übermittlung von Funkwellen für Mobilfunk. Überall auf der Erde strahlt die natürliche Radioaktivität. Wird die Radioaktivität erhöht als Folge von Atomtests oder Reaktorunfällen, sind uns die Ausmaße der hohen Strahlendosis bekannt. Doch selbst wenn die Strahlendosis sich im sogenannten Grenzwertbereich bewegt, kann sie unser selbstregulatorisches sensibles Gleichgewicht der Körperfunktionen aus der Balance bringen: Symptome, die gerade auch bei Schulkindern häufig beobachtet werden, wie

Kopfschmerzen, Müdigkeit, tränende Augen, Immunschwäche, Abgeschlagenheitsgefühle, Depression, Psychosen und vieles mehr, können auch auf eine Elektrosmogbelastung zurückzuführen sein.

Die verschiedenen Elektrosmogbelastungen

Im statischen und niederfrequenten Bereich spricht man von Feldern, im hochfrequenten Bereich von Wellen.

Man unterscheidet bezüglich der Höhe der Freqenzen:
- niederfrequent: 1 Hz bis einige 10.000 Hz
- hochfrequent: einige 10.000 Hz bis 100.000 Hz (Kilo); bis 1.000.000 Hz (Mega), bis 1.000.000.000 Hz (Giga)

Außerdem nach Art der Frequenzen:
- Elektrische Gleichfelder (Elektrostatik): Synthetikfasern (Teppiche, Vorhänge, Tapeten), Kunststoffoberflächen, künstliche Furniere, Bildschirme und so weiter.
- Natürliche Felder (nieder- und hochfrequent): sichtbares Licht, Mikrowellen, radioaktive Strahlung
- Elektrische Wechselfelder (niederfrequent): elektrische Spannung durch Netzanschlüsse in Leitungen und Geräten (auch wenn kein Strom fließt)
- Magnetische Wechselfelder (niederfrequent): Stromfluss in eingeschalteten Geräten, Leitungen, Netzteilen
- Elektromagnetische Wellen (hochfrequent): Mobilfunksender, Radio und Fernsehen, Radar, Computerzubehör (Mikrowelle, Bluetooth, WLAN)
- Magnetische Gleichfelder (Magnetostatik): Gleichstrom von Fotovoltaikanlagen, Straßenbahnen, Eisenbahn, magnetisierten Metallen

Laut Umfragen reagieren mittlerweile bis zu zehn Prozent[3] der Deutschen elektrosensibel, einige Menschen leiden sogar an Hyperelektrosensibilität. Kinder sind besonders von der Elektrosmogbelastung durch Mobilfunk betroffen, denn ihre Schädeldecke ist viel dünner als die eines Erwachsenen, laut Elektrosmogexperten würden die Strahlen daher ungebremst ins Gehirn gelangen.

„An den Frieden denken heißt an die Kinder denken."
Michail Gorbatschow (1931)

Biologische Systeme reagieren hochgradig sensibel auf die Veränderung von Magnetfeldern. Auch unsere Zellen stehen untereinander in Kommunikation und tauschen ständig Informationen aus. Information ist weder Materie noch Energie. Jede Information wird über elektromagnetische Felder übertragen, und man geht davon aus, dass auch die interne Zellkommunikation auf diesem Prinzip basiert. Umweltschützer, die sich massiv gegen die Häufung von Sendeanlagen bemühen, sprechen bei der Elektrosmogbelastung daher von einem zellübergreifenden Vorgang. Externe Magnetfelder koppeln sich direkt an den Organismus an und verursachen dadurch Störfelder. Besonders bedenklich sind hierbei Mobilfunksendeanlagen, da sie gepulste Frequenzpakete in einer genauen Periodizität aussenden. RTL-Reporter Thorsten Sleegers unterzog sich im September 2010 für das „Punkt 12 Mittagsmagazin" einem Selbstversuch: Zunächst ließ er von sich einen Blutstropfen im Dunkelfeldmikroskop analysieren. Es zeigten sich vitale, bewegliche Zellen, die gut mit Sauerstoff gesättigt waren. Danach sollte der Reporter für zehn Minuten mit dem Handy telefonieren, im An-

3 Bundesverband gegen Elektrosmog e. V.

schluss wurde wiederum ein Blutstropfen untersucht. Das Ergebnis war erschreckend, das Blutbild hatte sich durch die Einstrahlung der Mobilfunkwellen massiv verändert, die Zellen klumpten sich zu kleinen schlangenartigen Gebilden zusammen.

Durch äußere Einflüsse verändert die Zelle ihren natürlichen Schwingungscharakter, der Informationsfluss wird gestört, und selbst Veränderungen in der Genstruktur sind nicht völlig auszuschließen. Diverse Experimente deuten darauf hin, dass dadurch auch die Blut-Hirn-Schranke für Eiweißstoffe, Medikamente und Schadstoffe durchlässig werden kann, eine mögliche Ursache für die Zunahme an degenerativen Gehirnerkrankungen wie der Alzheimer-Demenz oder Morbus Parkinson.

In einem Interview mit Prof. Dr. Lebrecht von Klitzing, das unser Verleger Raphael Mankau bereits im Jahr 2003 für die Juli-Ausgabe des ÖDP-Magazins ÖkologiePolitik geführt hat, sagte der Medizinphysiker über Elektrosmog beziehungsweise damit im Zusammenhang stehende relevante Beschwerdebilder und Erkrankungen: „Ärzte, die sich mit der Problematik ernsthaft auseinandersetzen, konstatieren eine erhöhte Infektionsrate, eine Abnahme der Stabilität des Immunsystems – gerade bei Kindern – und die Zunahme von Allergien. Bis zu 15 Prozent aller Kinder haben inzwischen Neurodermitis – ein abenteuerlich hoher Wert (...) In der Nähe von Mobilfunkanlagen treten zum Beispiel bestimmte psychosomatische Krankheitsbilder gehäuft auf: Denn Schlaflosigkeit und Konzentrationsstörungen führen zu Stress – und Dauerstress führt, wenn er nicht kompensiert wird, zu Krankheit."

Doch keine Angst, nicht jeder biologische Organismus reagiert so elektrosensibel auf Elektrosmogbelastung. Auch Professor von Klitzing konstatierte, dass es Menschen gäbe, die sich in der Nähe von Mobilfunkanlagen pudelwohl fühlten. Das Dilemma ist, dass wir der nieder- und hochfrequenten Strahlung kaum entkommen, sie ist fast allgegenwärtig. Dank der Neuen Homöopathie haben wir die Möglichkeit, die Elektrosmogbelastung zu testen und sie mit geeigneten Symbolen zu entstören. An dieser Stelle sei darauf hingewiesen, dass es auch viele andere Systeme, zum Beispiel aus der Tachyonen-Forschung, gibt, wie etwa Handy-Chips, die eine Elektrosmogbelastung abfangen. Und wie immer gilt: Nicht alles ist für alle gut, jeder lebende Organismus reagiert individuell. Mit der Neuen Homöopathie können wir aber, wie unten beschrieben, austesten, welche Art der Entstörung für unseren Organismus die optimale ist.

Elektrosmogbelastung selbst testen

Testen Sie hierfür mit dem Handteller über dem höchsten Scheitelpunkt Ihres Kindes und fragen Sie, ob eine Elektrosmogbelastung vorliegt. Zeigt die Rute eine kreisende Bewegung an, liegt eine Elektrosmogbelastung vor. Testen Sie Ihr Kind öfters auf diese Weise, denn zunächst ist noch nicht klar, woher die Belastung stammt. Ist Ihr Kind dauerhaft von Elektrosmog belastet, hielt es sich gerade eben nur in der Nähe eines Handymastes auf, oder hat es soeben mobil telefoniert?

In der Neuen Homöopathie hat sich, wie bereits beschrieben, besonders das einprägsame „Elektrosmogzeichen" bewährt. Sieht man es für rund 30 Sekunden an, so kann ein aktueller Ausgleich einer belastenden Strahlung erzielt werden, der Körper „entlädt" sich quasi momentan vom Elektrosmog.

Um dauerhaft einen Ausgleich zu schaffen, können Sie elektrische Haushaltsgeräte und Handys auf Verträglichkeit durchtesten. Dabei deutet Ihr Kind zum Beispiel mit der linken Hand auf ein bestimmtes Gerät, Sie testen über seiner rechten Gehirnhemisphäre den Rutenausschlag. Liegt er im negativen Bereich, testen Sie, ob das Elektrosmogzeichen hilft. Legen Sie es direkt auf das Gerät und prüfen Sie den Rutenausschlag nach. Eine optimale Lösung haben Sie gefunden, wenn der Ausschlag Grad 1 zeigt.

Das Elektrosmogzeichen gibt es als kleinen Aufkleber, sodass Sie es einfach auf strahlende Geräte wie Telefone, Fernseher, Kaffeemaschine, Funkwecker, Computer und so weiter kleben können. Häufig helfen auch andere Zeichen wie etwa die Rune Othila, die Blume des Lebens oder spezielle Chips zum Entstören von Elektrogeräten. Oder halten Sie aus dem Kartenset „Medizin zum Aufmalen“ die verschiedenen Symbolmöglichkeiten an das zu entstörende Gerät und wählen Sie das Symbol mit dem besten Ausschlag; selbstverständlich können Sie jedes Zeichen auf einen Zettel abmalen, den Sie auf das Gerät kleben.

Leider währt nichts für die Ewigkeit: Testen Sie die entstörten Geräte regelmäßig im Abstand von einigen Monaten nach. Manchmal bedarf es nach einer gewissen Zeit eines anderen Entstörungssymbols.

Generell gilt: Die Kontrollinstanz für eine Empfindlichkeit gegen Elektrosmog ist immer der Akupunkturpunkt LG 20 (siehe Seite 86) am Kopf. Solange Sie hier einen Kreis testen, ist der Organismus nicht in Harmonie zu diesem Thema. Es gibt Menschen, die trotz Elektrosmogbelastung keinen Kreis zeigen, dann besteht auch kein Handlungsbedarf. Bei erhöhter Sensitivität trotz Anwendung des Elektrosmogzeichens sollten Sie den Einsatz von anderen Symbolen versuchen.

Ess-Störungen

Unter Ess-Störungen versteht man Abweichungen vom normalen Essverhalten. Dazu zählen Magersucht (Anorexia nervosa), die Ess-Brech-Sucht (Bulimie), Essanfälle ohne Erbrechen (Binge-Eating-Syndrom), die Fett-Sucht (Adipositas) sowie Vorstufen davon (latente Ess-Störungen).

Sehr häufig treten Ess-Störungen wie Anorexie und Bulimie in der Pubertät auf. Die Bundeszentrale für gesundheitliche Aufklärung berichtet, dass jede dritte junge Frau zwischen zwölf und 20 Jahren zumindest an Frühformen von Ess-Störungen leide. Die Betroffenen nehmen sich als zu dick wahr und sind durch das in den Medien propagierte Schlankheitsideal im Höchstmaß verunsichert. Der Versuch, das Körpergewicht zu kontrollieren, bringt für die Betroffenen scheinbare Sicherheit.

Die Magersucht, bei der es zu starkem Gewichtsverlust kommt, tritt besonders bei Mädchen und jungen Frauen im Alter von 14 bis 18 Jahren auf. Ebenfalls vornehmlich in dieser Altersgruppe findet sich die Bulimie, die noch häufiger vorkommt als die Anorexie. Die Deutsche Gesellschaft für Ernährung geht hierzulande von rund vier Millionen Menschen mit dieser Krankheit aus.

Menschen mit Ess-Brech-Sucht leben häufig unentdeckt, nach außen hin fällt es oft nicht auf, dass sie an einer ernsthaften Erkrankung leiden. Zunächst stopfen sie alles an auffindbarem Essen in sich hinein, anschließend erbrechen sie es heimlich im Badezimmer.

Durch das Untergewicht werden häufig auch hormonelle Störungen im Organismus ausgelöst: Die Monatsblutung kann ganz ausbleiben, die Haare fallen aus, die Haut wird trocken und fahl, die Stimmung schwankt bis hin zu schweren Depressionen.

Bei allen Arten von Ess-Störungen sind verhaltenstherapeutische Maßnahmen sicherlich sinnvoll. Die Neue Homöopathie kann hier helfen, die Auslöser für die Ess-Störungen zu ergründen: Meistens steckt nicht nur eine einzige Ursache dahinter, sondern eine Kombination aus psychischen, sozialen und neurologischen Faktoren.

Übergewicht

> *„Der Erwachsene achtet auf Taten, das Kind auf Liebe."* **Aus Indien**

Ein Übergewicht wächst langsam heran – aber beständig. Nimmt man täglich mehr Kalorien auf, als verbraucht werden, wird diese überschüssige Energie in Form von Fettpölsterchen gespeichert. Täglich nur 20 Kalorien mehr als nötig sammeln sich in fünf Jahren zu einer Gewichtszunahme von fünf Pfund an! Und die meisten betroffenen Kinder wissen es bereits: Leider funktioniert die Gewichtszunahme meist viel schneller als die Abnahme.

Unter Adipositas (Fettsucht) versteht man das starke Übergewicht, das mit einer übermäßigen Vermehrung des Körperfettes einhergeht, und die damit in Verbindung stehenden krankhaften Auswirkungen. Von Adipositas spricht man bei einem Body Mass Index (BMI) gleich oder größer 30. Sie gilt als großer Risikofaktor für Folgeerkrankungen wie Bluthochdruck und die damit einhergehenden Herz-/Kreislauferkrankungen sowie Gelenkbeschwerden und Diabetes. Seit den 1990er-Jahren kam es zu einem starken Anstieg der Zuckererkrankung bei Kindern: Auch in Deutschland erkranken zunehmend Kinder und Jugendliche an Typ-2-Diabetes mellitus – dem Alterszucker; diese Form des Diabetes wurde früher nur bei älteren Menschen beobachtet.

In industrialisierten Ländern ist Adipositas weitverbreitet, die Gründe hierfür liegen in zu wenig Bewegung in Kombination mit zu viel und falscher Nahrung. Und leider hat sich gezeigt: Die Deutschen sind inzwischen Europameister auf dem Gebiet des Übergewichts!

Warum ist bereits jedes vierte Kind zu dick? – Dieser Frage ging die europaweite HELENA-Studie nach. Das Ergebnis: Die Zusammenstellung der Nahrung und die Art des Lebensmittelkonsums von Jugendlichen im Alter von 13 bis 16 Jahren seien „alarmierend".

Die Untersuchung (HELENA-Studie) an 3.000 Schülern ergab folgende Fakten:

- Nur 13 Prozent essen täglich mindestens 200 Gramm Gemüse.
- Nur 16 Prozent essen täglich mindestens zwei Portionen Obst.
- 18,2 Prozent essen nie bis einmal pro Woche Obst.
- 50 Prozent nehmen täglich Fette in Höhe von mehr als 35 Prozent des gesamten Energiebedarfs auf.
- 27,6 Prozent konsumieren ein- bis mehrmals täglich Softdrinks.
- 58 Prozent der Jungen haben täglich eine Stunde körperliche Bewegung, jedoch nur 31 Prozent der Mädchen.
- Zwischenmahlzeiten und ungesunde Snacks werden in allen Ländern konsumiert.

Bewusstwerdung und Aufklärung sind die ersten Schritte, um gegen die Zivilisationserkrankung Adipositas anzukommen. Crash-Diäten nützen nichts, wenn wir danach wieder in alte Verhaltens- oder Essensmuster und Gewohnheiten verfallen. Nur wenn wir uns langfristig darüber im Klaren sind, was wir essen beziehungsweise was wir unseren Kindern geben, kann Abnehmen dauerhaft von Erfolg gekrönt sein.

Lesen Sie im nachfolgenden Kasten zum Thema Adipositas weitere aktuelle Erkenntnisse, die in den letzten Jahren durch Studien im Zusammenhang mit Übergewicht im Kindesalter ans Licht gekommen sind.

Adipositas: Interessante Fakten

Dick durch Familienchaos

Rituale in der Familie, wie gemeinsames Essen an einem Tisch, sind wichtig für die Gesundheit der Kinder. Wie aus der AOK-Familienstudie 2010 hervorgeht, ist die Wahrscheinlichkeit für Übergewicht bei Kindern 1,6-mal höher, wenn die Familie nicht regelmäßig miteinander frühstückt. Befragt wurden für die Studie bundesweit 2.000 Eltern mit Kindern zwischen vier und 14 Jahren. Dabei stellte sich heraus, dass ein strukturloser Alltag und zu viel Stress bei den Eltern die körperliche und psychische Gesundheit von Kindern beeinträchtigen. Eine gemeinsame Mahlzeit, eine Zeit ungeteilter Aufmerksamkeit für das Kind, wirkliches Interesse an dem, was es beschäftigt, und geringer Medienkonsum verringern die Stress-Anzeichen bei Kindern beträchtlich. Da sich die Auswirkungen von Familienroutinen erst im Alter zwischen elf und 14 Jahren zeigen, sollten Rituale schon früh das Leben mitbestimmen.

Keine falschen Vorbilder

Kleine Kinder greifen noch gerne zu Obst und dem ein oder anderen Gemüse, in der Pubertät sind aber Burger und Fritten wesentlich „cooler". Das, so meinen Ernährungswissenschaftler, liegt auch daran, dass prominente junge Musiker oder Schauspieler oft Fast-Food-Fans sind.

Achtung vor künstlichen Zusatzstoffen

Der Grundstein für Übergewicht, so die Ansicht einiger Ernährungsexperten, wird meist schon im Babyalter gelegt. Sie raten Eltern, genau darauf zu achten, was in Fertigprodukten für die Kleinsten enthalten ist, etwa Zucker und synthetische, „naturidentische" Aromen, die den Geschmack für Natürliches verderben können. Nahrungsmittel mit Konservierungs- und künstlichen Zusatzstoffen stehen zudem im Verdacht, Allergien auszulösen. Ein stabileres Immunsystem bildet sich dagegen durch eine Ernährung mit naturbelassenen Lebensmitteln.

Lieber keine Snacks

Zu einem gesunden Ernährungsverhalten tragen auch feste Essenszeiten bei. Werden Kinder zwischendurch ständig mit kleinen Snacks ruhiggestellt, kann es sein, dass sie später dazu neigen, rein aus Langeweile zu essen. Kinder, die Fettpölsterchen angesetzt haben und deswegen gehänselt werden, trösten sich oft mit Süßigkeiten, wodurch sie in einen Teufelskreis geraten können.

Appetitanregung durch Schlafmangel

Im Mittelpunkt einer Studie an der Harvard Medical School in Boston standen die Auswirkungen von zu wenig Schlaf auf die Ernährung von Jugendlichen. Dabei wurden Schlaf- und Ernährungsgewohnheiten von 240 16- bis 19-jährigen Teilnehmern untersucht. Das Ergebnis: Die Teenager, die weniger als die empfohlenen neun Stunden Schlaf bekamen, ernährten sich ungesund. Sie griffen viel häufiger zu fettigem Fast-Food. Die Studienleiterin hält es für möglich, dass zu wenig Schlaf die Produktion der Hormone Leptin und Ghrelin stören könnte, die beide den Appetit regulieren.

Süchte

„Es gibt nichts Wunderbareres und Unbegreiflicheres und nichts, was uns fremder wird und gründlicher verloren geht, als die Seele des spielenden Kindes." **Hermann Hesse (1877–1962)**

Nicht von dem Wort „suchen", sondern von dem althochdeutschen Begriff „siechen" (= an einer Krankheit leiden) leitet sich das Wort Sucht ab. In Fachkreisen wird der Missbrauch oder die Abhängigkeit von bestimmten Substanzen als Abhängigkeitssyndrom bezeichnet. Süchte, die eher mit dem Verhalten zu tun haben, wie etwa Arbeitssucht, Esssucht, Spielsucht, Kaufzwang, Sexsucht und viele mehr, unterteilt man in Impulskontrollstörungen, Zwangsstörungen oder Verhaltenssucht. Zu den am weitesten verbreiteten Süchten gehören das Trinken von übermäßig viel Alkohol und das Rauchen. Nach einer Erhebung des Deutschen Roten Kreuzes von 2009 sind vermutlich 1,3 bis 2,5 Millionen Menschen in Deutschland alkoholkrank und 9,5 Millionen nehmen Alkohol immerhin in gesundheitsgefährdender Menge zu sich. Durch den Alkoholmissbrauch ihrer Mütter kommen jährlich 4.000 Babys mit einem Fetalen Alkoholsyndrom auf die Welt, und man schätzt, dass bereits 250.000 Kinder, Jugendliche und junge Erwachsene unter 25 Jahren stark alkoholgefährdet oder bereits -abhängig sind. Ähnlich alarmierend sind die Zahlen zum Konsum von Tabak: In Deutschland rauchen 25 Prozent der erwachsenen Bevölkerung. Zwar geht ihre Zahl langsam zurück, dafür steigt sie bei den Kindern/Jugendlichen an – das Eintrittsalter liegt im Durchschnitt bei 11,6 Jahren. 150.000 Abhängige anderer harter Drogen soll es in Deutschland geben, Hauptkonsumenten sind ebenfalls junge Menschen im Alter von 14 bis 30 Jahren.

Warum Menschen süchtig werden, hängt mit vielen Faktoren zusammen: der kurzzeitig anregenden oder beruhigenden, aber langfristig süchtig machenden Wirkung von Drogen; einer genetischen Veranlagung, auch wenn es so etwas wie eine „Suchtpersönlichkeit“ nicht gibt; psychischen Faktoren – etwa: Wie geht jemand mit Frust und persönlichen Niederlagen um, wie viel Ich-Stärke konnte ausgebildet werden?; einer „Erhöhung“ der Persönlichkeit durch Drogen; und gesellschaftlichen Normen: Welche Drogen werden akzeptiert (etwa Kaffee, exzessives Sporttreiben), welche sind sanktioniert oder verboten (etwa Cannabis), werden aber von den Jugendlichen als eine Form des Protests eingesetzt?

Einen bemerkenswert interessanten Ansatz zur Deutung von Süchten vertritt Prof. Dr. Franz Ruppert von der Katholischen Stiftungsfachhochschule München: Er versteht Sucht und Drogenabhängigkeit als einen Versuch, unkontrollierbare Gefühle in den Griff zu bekommen. Mit seiner These der „systemischen Psychotraumatologie“ vertritt er die Ansicht, dass vor allem Traumatisierungen und der Versuch, sie zu bewältigen, Menschen in die Sucht führen könnten. Traumata bleiben übrigens nicht auf die direkt Betroffenen beschränkt: Sie können zu einem gestörten Familienbindungssystem führen, generationenübergreifend weiterwirken und dann auch für Enkel oder Kinder fatale Folgen haben. Der Psychologie-Professor regt daher dazu an, auch diese Dynamik zu erkennen und in die medizinische und psychosoziale Behandlung von Süchtigen mit einfließen zu lassen. Sein Plädoyer an die Gesellschaft lautet, Menschen generell vor Traumatisierungen zu schützen – eine Art der Suchtprävention, die uns alle in unserem Umgang mit Menschen zu mehr Respekt und Achtsamkeit auffordert.

Mithilfe der Neuen Homöopathie ist es möglich, über den Psychomeridian Traumata aufzuspüren und sie aufzulösen. Ebenfalls sinnvoll sind Familienaufstellungen auf Papier, bei denen gestörte Familienbindungssysteme entstört werden können.

Wie bei vielen Erkrankungen gilt auch bei den Süchten: Oft liegen verschiedene Ursachen vor. Spüren Sie diese auf und versuchen Sie mithilfe der Heilzeichen, die Schwingungen zu verändern. Bei einer Abhängigkeit von Substanzen wie etwa Ritalin ist es möglich, die körperliche Abhängigkeit mithilfe von Wasserübertragungen „auszuschleichen". Ein interessantes Fallbeispiel hierzu haben wir bereits in unserem ersten Teil dieser Buchreihe, „Medizin zum Aufmalen 1", veröffentlicht.

Ortsbereinigung am Beispiel Schulhaus

Manche Schüler sind Störschwingungen stärker ausgesetzt als andere – etwa wenn die Schulen in sozialen Brennpunkten, wo zum Beispiel viele verschiedene Nationalitäten aufeinandertreffen, oder in entlegenen Gebieten liegen, an die allerhöchstens strafversetzte Lehrer „freiwillig" hingelangen. Oder wenn sie sich in Schulgebäuden aufhalten müssen, die extremen Einflüssen durch Fluglärm, Elektrosmog oder andere energetisch ungünstige Konstellationen unterworfen sind.

Diese Störschwingungen machen sich im Schulalltag durchaus bemerkbar: durch erhöhte Reizbarkeit, Streit und Aggression über das normale Maß hinaus, unterdurchschnittliche Leistungen, eine depressive Stimmung allgemein und vielleicht auch bei Ihrem Kind. Leider befinden sich heute viele Mittelschulen in dieser Schwingung, weil fast alle Eltern versuchen, ihr Kind auf eine weiterführende Schule zu schicken. Die verbleibenden Schüler und Eltern fühlen sich dann als „Versager“, was weiter die Motivation und die Lichtenergie an diesen Schulen drückt.

Fragen Sie mit der Rute ab, ob folgende „Versuche“ für eine energetische Aufwertung der Schule „erlaubt“ beziehungsweise „hilfreich“ sind:

- → Zeichnen Sie einen Plan der Schule, und bereinigen Sie diesen mit Symbolen. Fragen Sie dazu genau ab, an welcher Stelle des Planes welches Zeichen oder Symbol liegen soll und wie lange.
- → Wählen Sie eines oder mehrere Symbole aus, und „hüllen“ Sie die Schule darin ein (mit Ihrer Vorstellungskraft). Stellen Sie sich das Symbol als Lichtfeld vor.
- → Geben Sie Ihrem Kind eine Schutzenergie vielleicht in Form eines Symbols mit, das es dann zum Beispiel unter seine Bank legt.

Geopathogene Zonen entstören

Das balkengleiche Kreuz (oben) und das Jerusalemkreuz (unten) eignen sich besonders für die Harmonisierung von geopathogenen Zonen unter der Erde, zum Beispiel von Wasseradern oder Erdverwerfungen. Sie können einfach in eine Ortsskizze eingezeichnet oder direkt an Ort und Stelle (am besten im Keller) auf dem Boden platziert werden. Testen Sie immer die beste Stelle aus, und fragen Sie, wie lange die Zeichen hier verbleiben sollen.

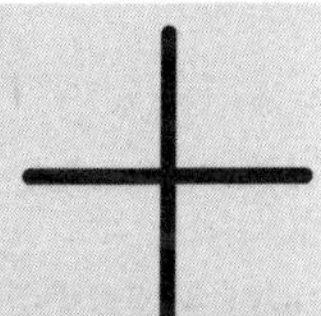

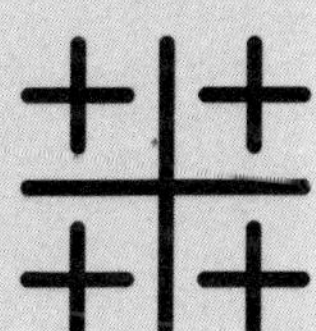

Fallbeispiel: „Ortsbereinigung“ im Klassenzimmer

Ein Lehrer an einer Sonderschule klagte über die große Unruhe und das Aggressionspotenzial in seiner Klasse. Als geeignetes Medium, um eine bessere Schwingung im Klassenraum zu verteilen, testete ein Raumduft (aus ätherischen natürlichen Ölen) mit Grad 1, der zusätzlich mit der Botschaft „Harmonische liebevolle Kommunikation“ plus Gottvertrauen-Zeichen (Punkt mit Kreis) darüber informiert wurde. Der Lehrer besprühte den ganzen Raum großzügig mit dem Spray – jeden Morgen, bevor die Schüler hereinkamen. Nach einigen Tagen wirkten seine Schüler und die Gesamtatmosphäre merklich entspannter.

Fallbeispiel: „Ortsbelebung“ in einer Grundschule

Im Jahr 2010 entstand ein besonderes Kunstprojekt an einer Grundschule, an dem alle 197 Schüler beteiligt waren. Nach Befestigung des Untergrunds wurde in der Mitte einer älteren Arena ein großer Stein gesetzt, in den der Steinbildhauer Anton Seelig „Vier Hände“, das Logo der Grundschule, meißelte. Alle beteiligten Schüler bekamen je einen Flussstein, der von jedem Kind individuell bearbeitet oder bemalt wurde. Anschließend wurden aus diesen Steinen zum Zentrumsstein hin zwei Spiralen gelegt: Ein Weg führte in die Mitte, ein Weg hinaus. Jedes Kind spielte die gleiche Rolle in diesem Projekt – hätte man auch nur einen Stein entfernt, so wäre der Lauf der Spirale unterbrochen worden.

Symbolisieren soll dieses Kunstwerk, dass jedes Kind eine wichtige Bedeutung im Leben hat; jeder ist ein Glied einer Kette und jeder steht mit jedem in Kommunikation, in einer Beziehung.

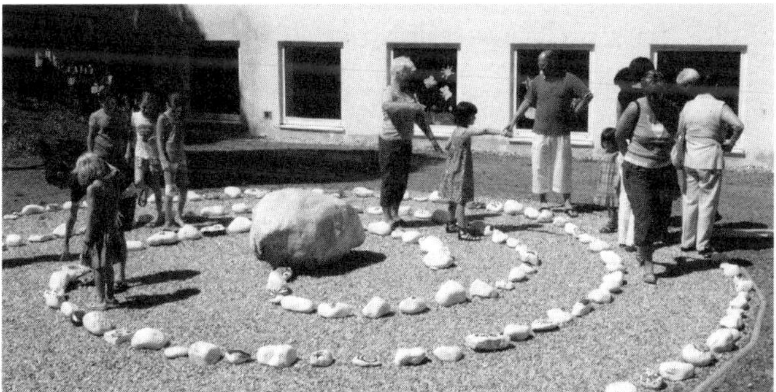

Spiral- und Mandalaformen aus Stein verleihen auch Orten neue Kraftimpulse; hier als Aktionskunst eine Galaktische Spirale von Steinbildhauer Anton Seelig.

Das Hineingehen zum und Hinausgehen aus dem Zentrum steht für das Leben an sich: für die Hinwendung zum inneren Erleben in der eigenen Mitte, das Ruhen und Kraftschöpfen sowie das Wiederhinausgehen in die Welt, um dort sein Dasein mit anderen zu teilen. Dieses Symbol der Galaktischen Spirale machte aus der alten Arena einen Ort der Kraft, an dem man an warmen Tagen den Unterricht nun auch nach draußen verlegen kann.

Parasiten in der Schule

Kopfläuse in der Schule und im Kindergarten sind wieder im Kommen. Und das, obwohl doch die Hygiene (angeblich) besser geworden ist. Daran kann es also nicht liegen. Meist muss das betroffene Kind zu Hause bleiben und wird einer scheußlichen Waschprozedur mit aggressiven Kopfreinigungsprodukten unterzogen – und Mama, Papa, Kuschelbär und Bettzeug gleich mit. Wenn wir die betroffenen Ebenen

Körper, Seele und Geist testen, so fällt auf, dass die Ursache des Befalls meist nicht in der stofflichen Ebene des Körpers liegt, sondern seelisch-emotional bedingt ist. Was bedeutet „Mich laust der Affe" oder „Mir juckt das Fell"? Was lässt das Kind wirklich aus seiner Haut fahren?

Wir empfehlen, aggressive Mittel erst einmal wegzulassen und folgenden Versuch zu unternehmen: Schreiben Sie das Wort „Läuse" auf einen Zettel, dessen optimale Farbe Sie vorher getestet haben. Dann finden Sie über die Testliste „Psychische Zuordnung der Wirbel" oder „Gefühle der Fünf Elemente" (siehe Anhang Seite 202 f. und 198) das blockierte Gefühl heraus und schreiben dieses Wort oder diesen Satz unter das Wort „Läuse". Anschließend halten Sie Ihre linke Hand über den fertig formulierten Zettel und fragen: „Welchen Grad hat diese Information?", um die Rutenanzeige des passenden Zeichens herauszubekommen. Mit diesem Zeichen übermalen Sie den Text und lassen Ihr Kind diesen Zettel auf Wasser übertragen. Testen Sie, wie oft und wie lange das Wasser getrunken werden soll. Schon oft sind die Parasiten auf diese Weise sehr schnell verschwunden!

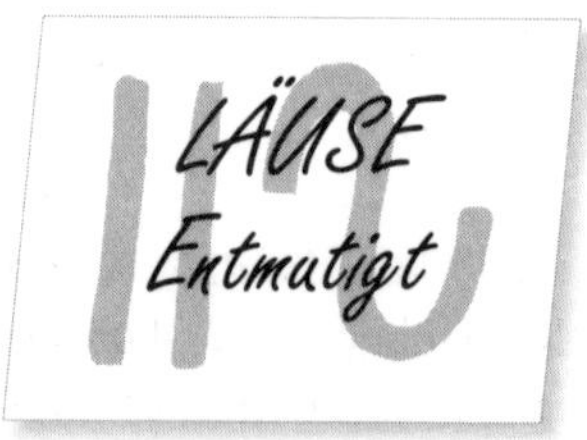

Im Gefühlsmandala testete das Feuerelement und davon der Dünndarmmeridian mit Grad 7 als stark blockiert. Bei der Testung der Gefühle des Dünndarmmeridians zeigte die Rute bei „Entmutigt" einen linksdrehenden Ausschlag, also Grad 7, der dem Zeichen 2-Strich-Sinus entspricht.

Und wenn die Ursache gar nicht beim Kind liegt?

Eines der spannendsten Kapitel in der Heilarbeit mit Kindern ist es zu erkennen, dass Symptome und Beschwerden der Kinder oft ihre Ursache in einer gestörten „Kind-Familie-Beziehung" haben. Spätestens dann, wenn die Eltern „schon alles versucht" haben und die Erkrankung des Kindes nicht wirklich geheilt wurde, sollten Sie mit der Einhandrute abfragen: „Bei wem liegt denn eigentlich wirklich die Ursache beziehungsweise das Problem? Beim Kind selbst oder etwa bei einem Elternteil? Oder bei einer anderen Person, deren Thema das Kind zu tragen versucht (Geschwister/anderer Verwandter und so weiter)?"

Selbst verstorbene Personen können in diesem Zusammenhang eine Rolle spielen. Denn keine Kinderseele ist „per Zufall" bei uns – es ist uns vielmehr glücklicherweise „zugefallen", mit diesem Kind zu leben, weil auch wir Erwachsene etwas von ihm lernen können! Über das morphogenetische Feld und unsere Aura sind wir ja energetisch eng miteinander verbunden. Bei allen Seelen- beziehungsweise Gefühlsthemen testen wir deshalb aus, ob jemand im Umfeld des Kindes ebenfalls dieses Thema trägt!

Kinder tragen unter Umständen die Konflikte der Personen in ihrem Umfeld aus, die diesen Konflikt nicht lösen konnten oder wollten. Unbewusst wollen sie den Betroffenen damit helfen, den Schatten zu erlösen. Deshalb lassen sich Krankheiten von Kindern manchmal nicht nur direkt lösen, sondern auch indirekt durch Behandlung der blockierten Muster von ihnen nahestehenden Personen. Es kann sich hierbei um Themen von Vater und Mutter handeln, aber auch um unbearbeitete Themen von verstorbenen Personen.

Wenn Sie therapeutisch tiefgehender arbeiten, fragen Sie am besten schon vor der Behandlung des Kindes: „Auf welcher Ebene liegt das Problem des Kindes?"

→ „Auf der Ebene des biologischen/stofflichen Körpers?" Wenn ja, testen Sie auf Vergiftungen, Medikamente, Impfungen, Elektrosmog, Gifte, Sonstiges.
→ „Auf der energetischen Ebene der Meridiane?" Wenn ja: „Welche(r) Meridian(e) ist/sind blockiert?"
→ „Auf der emotionalen Ebene?" Wenn ja: „Welche Gefühle (gekoppelt an Erlebnisse) sind ins Unterbewusstsein verdrängt und äußern sich über die Körpersymptome (zum Beispiel ‚Wut' oder ‚Nicht angenommen sein')?"
→ „Auf der mentalen Ebene?" Wenn ja: „Welche Gedankenprogramme und (fixen) Glaubenssätze ‚denkt' das Kind als seine Wahrheit (zum Beispiel ‚Ich bin dumm' oder ‚Ich habe zwei linke Hände')?"
→ „Auf der Mensch-Mensch-Ebene?" Wenn ja: „Welche Gefühle und/ oder Gedankenprogramme anderer Personen beziehungsweise Verwandter drückt das Kind über seine Körpersymptome aus?" Wenn das Kind zum Beispiel schon mit Neurodermitis auf die Welt gekommen ist, fragen wir, ob eventuell Vater oder Mutter sich so fühlen, dass sie „aus der Haut fahren" könnten; oder: Wenn ein permanenter Schnupfen besteht, könnte es zum Beispiel sein, dass Vater oder Mutter von irgendetwas „die Nase voll haben".

Sie können auch anders fragen:

→ „Ist es ein Thema des Kindes, das hinter dem Symptom steckt?" (Ja/ Nein)
→ „Ist es ein Thema der Eltern beziehungsweise einer direkten Bezugsperson des Kindes?" (Ja/Nein)
→ „Wer soll das Thema für das Kind lösen? Vater/Mutter etc.?"

Beispiel: Bei der Abfrage mit der Einhandrute ist herausgekommen, dass eigentlich der Vater das Thema hat, welches das Kind über seine Symptome zu vermitteln versucht. Dann schreiben Sie einen Zettel (optimale Farbe testen) mit der Krankheit beziehungsweise dem Symptom des Kindes (zum Beispiel „Ekzem") und darunter das Gefühlsthema des Vaters (zum Beispiel „Unterdrückte Wut").
Malen Sie anschließend das entsprechende Umkehrzeichen über alle Wörter und fragen Sie ab, was nun mit dem Zettel geschehen soll, zum Beispiel:

→ „Soll das Kind das informierte Wasser trinken?"
→ „Soll der Vater das informierte Wasser trinken?"
→ „Sollen beide – Kind und Vater – das informierte Wasser gleichzeitig trinken?"

Der erste Schritt zur Heilung des Kindes besteht in diesen Fällen darin, als Elternteil zu akzeptieren und auch gefühlsmäßig anzunehmen, dass die eigentliche Ursache eventuell bei ihm selbst liegt. Dieses hat mit einer Schuldzuweisung nichts zu tun, Schuldgefühle sind im Gegenteil kontraproduktiv und helfen also nicht weiter. Denken Sie daran: Dies alles geschieht nahezu vollständig auf der unterbewussten und unbewussten Ebene. Denn meistens war es Mutter oder Vater ja nicht bewusst, dass das Kind sein unerlöstes Thema austrägt – und unsere Kinder wollen uns einfach nur helfen. Leider haben wir es nur verlernt, ihre Sprache beziehungsweise ihre Signale zu verstehen.

Den psychischen Konflikt der betroffenen Person finden Sie zum Beispiel mithilfe der Testliste „Psychische Zuordnung der Wirbel" (siehe Anhang, Seite 202 f.) heraus; gut beschrieben wird dies auch in Louise Hays Buch „Heile deinen Körper". Hilfreich sind zudem die Organsprache-Bücher von Ruediger Dahlke, um den Ursachen auf die Spur zu kommen. Unser Buch „Medizin zum Aufmalen 2" enthält ebenfalls viele hilfreiche Testlisten zu diesem Thema.

Nehmen Sie sich beim Wassertrinken genügend Zeit, um Ihre Gefühle zu spüren, aber zwingen Sie sich zu nichts! Eventuell fallen Ihnen Situationen aus der Vergangenheit ein, die mit dem Thema zu tun haben. Lassen Sie Ihren Assoziationen freien Lauf und bewerten Sie nichts. Gefühle sind weder gut noch schlecht, sie sind einfach nur ein Teil von Ihnen selbst und wollen als solche akzeptiert und nicht wieder in den Schatten zurückgedrängt werden.

Der Psychomeridian – das belastende Ereignis herausfinden

Wenn eine Bezugsperson das Thema des Kindes ursächlich trägt, kann es manchmal zusätzlich notwendig sein, über eine Testung der Zeitlinie am Kopf – den sogenannten „Psychomeridian" – das blockierende Ereignis bewusst zu machen. Über diesen Psychomeridian haben wir in den Bänden 1 und 2 ausführlich geschrieben. Neben dem Glaubenssatz finden wir so zusätzlich das Alter und das Ereignis.

So gehen Sie vor:

→ Um herauszufinden, in welchem Lebensalter die Ursache der seelisch-geistigen Störung begründet liegt, fahren Sie langsam mit dem Zeigefinger vom höchsten Scheitelpunkt Ihres Kopfes in Richtung 1. Halswirbel (Grübchen, wo der Kopf aufsitzt). Beobachten Sie den Ausschlag der Rute, die Sie in der anderen Hand halten. Denken Sie dabei an das Symptom des Kindes, um das es geht, zum Beispiel an „Tierhaarallergie" oder „Erkältung" und so weiter.

→ Halten Sie an der Stelle ein, an der die Rute einen negativen Ausschlag (Grad 5 und schlechter) zeigt, und schätzen Sie Ihr damaliges Alter.
→ Das Lebensalter, um das es geht, zeigt einen hohen Belastungsgrad, also Grad 7 oder 8.
→ Überlegen Sie, was in diesem Alter geschehen ist. Wenn Sie keine Idee haben, fragen Sie: „Wie ist Arbeit/Ausbildung/Schule?", „Wie ist Familie/Mutter/Vater/Geschwister/Freunde/Verwandte/persönliche Beziehungen/Verstorbene ...?" und so weiter, um auf die Spur zu kommen.
→ Fragen Sie, ob es nötig ist herauszufinden, mit welchen Emotionen dieses Ereignis im Zusammenhang stand. Bei einer positiven Antwort können Sie wiederum mithilfe der Tabellen „Psychische Zuordnung der Wirbel" oder „Gefühle der Fünf Elemente" die blockierte Emotion herausfinden.
→ Mit all diesen Ergebnissen nehmen Sie eine Wasserübertragung – mit sämtlichen Stufen vom höchsten gemessenen Grad bis zum Y – vor.
→ So kann dann beispielsweise auf einem Zettel folgende Information geschrieben stehen: „Ekzem Tochter, 28 Jahre, Trennung, fühlt sich gedemütigt." Darauf wird mit einem dicken Stift das gemessene Umkehrzeichen gemalt.

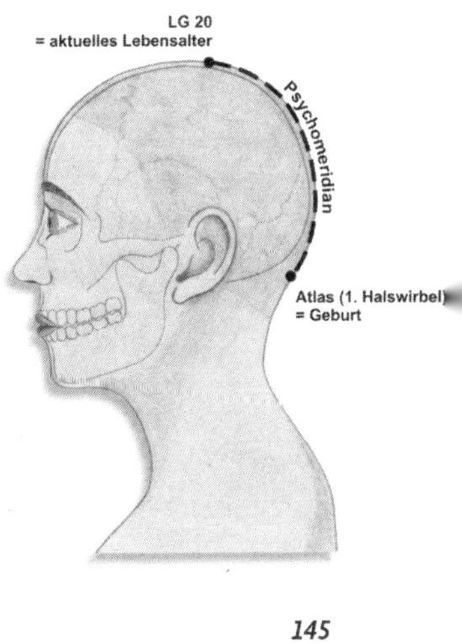

Über den Psychomeridian lässt sich das genaue Alter eines emotional belastenden Erlebnisses ermitteln.

Weitere Tipps zum kreativen Umgang mit den Körbler'schen Zeichen

„Ich konnte schon früh zeichnen wie Raffael, aber ich habe ein Leben lang dazu gebraucht, wieder zeichnen zu lernen wie ein Kind."

Pablo Picasso (1881–1973)

Die Neue Homöopathie lässt sich gut mit anderen Therapieformen kombinieren und erweitern. Erfahren Sie im Folgenden, wie sich zum Beispiel Kunsttherapie, Neue Homöopathie und Familienstellen sinnvoll ergänzen können.

Arbeiten mit der Zahntabelle

Das Thema „Zähne" taucht in der kindlichen Entwicklung mehrmals in verschiedenen Lebensphasen auf. Zunächst müssen sich die ersten Zähne mühevoll durchschieben und dann verlieren die Kinder ihre Zähne schon wieder, um sie – mehr oder weniger gerade herausgekommen – durch die zweiten zu ersetzen. Das bedeutet immer einen Akt der Anstrengung für den Organismus, aber ebenso auch eine große Chance auf den nächsten Entwicklungsschritt in Richtung Selbstständigkeit für das Kind.

Auch Zähne haben eine Seelenbotschaft und stehen einerseits in enger Verbindung zu den Organen, andererseits zum Seelen- und Gefühlsleben des Kindes. Mithilfe einer Zahn-Meridian-Tabelle, wie wir sie beispielsweise im Band „Medizin zum Aufmalen 2" vorgestellt haben, kann ein blockierter oder kranker Zahn den Fünf Elementen der Traditionellen Chinesischen Medizin beziehungsweise den dazugehörigen Meridianen zugeordnet werden. Über den

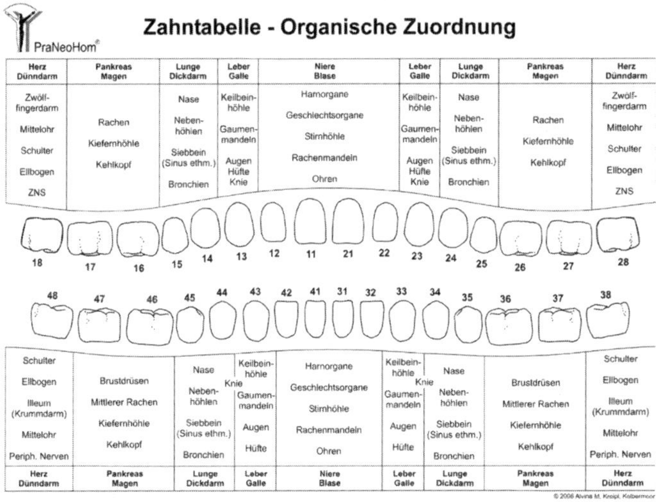

Über die Zähne können belastete Organe getestet werden (siehe auch Anhang, Seite 205).

Meridian finden wir wiederum den Zugang zu den daran gekoppelten unharmonischen beziehungsweise nicht gelösten Gefühlsthemen. Das an den Zahn gekoppelte Gefühl können wir anschließend mithilfe der Körbler'schen Zeichen ausgleichen und harmonisieren.

Testen Sie zunächst, welchen Belastungsgrad die einzelnen Zähne anzeigen (auch wenn an der betreffenden Stelle noch gar kein Zahn gewachsen sein sollte), indem Sie den linken Zeigefinger der Reihe nach auf die in der Zahntabelle abgebildeten Zähne halten und mit der Rute in der rechten Hand abfragen: „Wie ist dieser Zahn?" Zeigt ein Zahn beziehungsweise eine Stelle des Kiefers einen hohen Belastungsgrad (7 oder 8) an, schauen Sie, welcher Zahn welchem Meridian zugeordnet ist. Nehmen Sie nun als zweite Schautafel die Testliste „Gefühle der Fünf Elemente" (siehe Testlisten und Arbeitshilfen im Anhang, Seite 198) zur Hand, in der jedem Meridian bestimmte Gefühle zugeordnet sind.

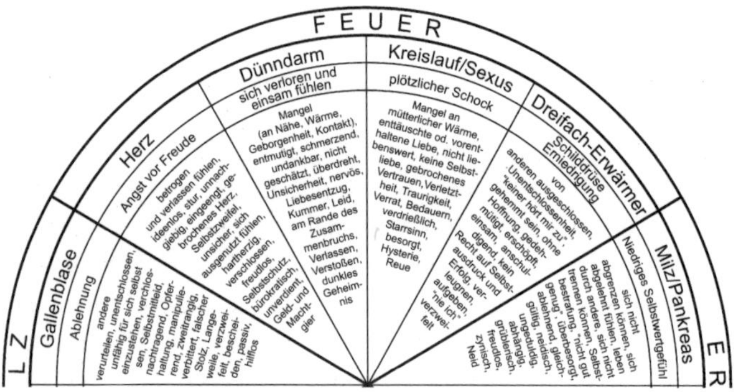

Ausschnitt aus dem Gefühlsmandala (vollständige Abbildung siehe „Gefühle der Fünf Elemente" im Anhang, Seite 198).

Die energetische Behandlung des Zahns (plus gekoppeltes Gefühlsthema) kann dann folgendermaßen aussehen: Sie schreiben zum Beispiel auf einen Zettel „Zahn Nr. xx" und darunter das gefundene blockierte Gefühl. Dann malen Sie das getestete Körbler'sche Zeichen darüber, etwa für Grad 7: 2-Strich-Sinus.

Machen Sie eine Wasserübertragung und testen Sie mit der Rute, wie oft und wie lange Ihr Kind das informierte Wasser trinken soll. Fragen Sie, ob anschließend für das gleiche Thema noch ein anderes Zeichen benötigt wird, zum Beispiel nach 2-Strich-Sinus noch 1-Strich-Sinus, danach noch Sinus und so weiter, bis die Rute einen Ausgleich (Grad 1) anzeigt. Als letzten Zettel, wenn Grad 1 erreicht ist, übertragen Sie das Thema mit darübergemaltem Ypsilon auf Wasser. Zahnarzt Dr. Dirk Schreckenbach beschreibt in seinem Buch „Zahngeflüster", inwieweit sogar Verschiebungen von Zähnen etwas über die Gefühlsebene aussagen (Näheres dazu finden Sie in „Medizin zum Aufmalen 2").

Röntgenbilder bemalen

Zähne und andere Körperbereiche können über Röntgenbilder energetisch beeinflusst werden, indem man die belasteten Stellen testet und das passende Zeichen daraufmalt. Zum Beispiel schickte mir eine Mutter die Röntgenaufnahme des Kiefers ihres siebenjährigen Kindes, in dem die oberen und unteren Schneidezähne nicht angelegt waren. Auf meine Abfrage mit der Rute – „Macht es Sinn, hier mit Körbler'schen Strichcodes zu arbeiten?" – kam ein „Nein". Auf die Frage „Soll ich mit anderen Symbolen arbeiten?" folgte ein „Ja". In diesem Fall können Sie die Symbole, die Sie zur Verfügung haben (zum Beispiel aus dem Kartenset „Medizin zum Aufmalen"), auf Eignung testen und auf das Röntgenbild an die Stelle(n) legen, die mit Grad 1 als optimal testen. Fragen Sie, wie lange die Symbole auf dem Bild liegen sollen beziehungsweise ob Sie eventuell dieses ganze Bild samt Symbolen auf Wasser speichern sollen. Dieses Vorgehen macht erfahrungsgemäß Sinn als begleitende Behandlung, zum Beispiel zusätzlich zu einem Ausgleich der Ursachenebene beziehungsweise blockierter Glaubenssätze.

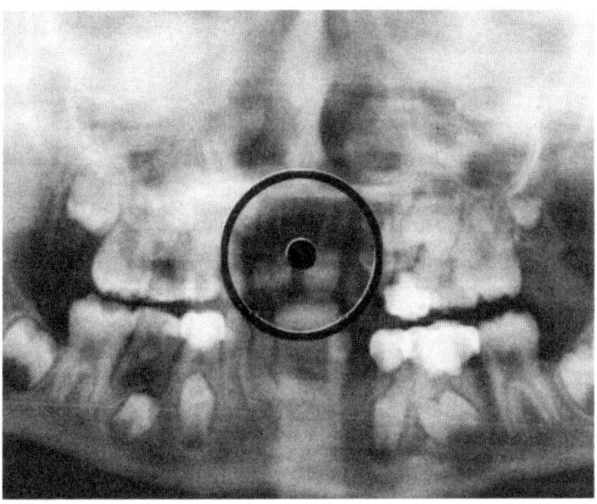

Energetische Beeinflussung des Zahnwachstums mit dem Symbol „Gottvertrauen" auf einem Röntgenbild.

Kunsttherapie und Neue Homöopathie: Die Malmethode

Gerade die Kunsttherapie bietet mannigfaltige Möglichkeiten, die Symbolarbeit der Neuen Homöopathie zu integrieren. Sie fragen sich nun vielleicht, was die Neue Homöopathie mit Kunsttherapie gemeinsam hat? Sehr viel! In der Neuen Homöopathie kann ein Symbol von außen angewendet werden, um einen inneren Seinszustand zu verändern. In der Kunsttherapie bringt der Klient durch ein gemaltes Bild – ein Symbol – seinen inneren Seinszustand nach außen, ähnlich wie durch einen Traum. Das Bild ist wie ein Fenster zur Seele, es repräsentiert auf einen Blick eine Fülle an Emotionen, Erfahrungen oder gar eine ganze Geschichte.

Techniken aus der Kunsttherapie sind speziell für Kinder ideal, denn die Kleinen sind viel mehr noch als wir Erwachsene gewohnt, sich kreativ im Malen und Spielen auszudrücken, und: Kinder denken noch in Bildern. Die Malmethode ist daher bei den meisten Kindern sehr willkommen. Durch ein gemaltes Bild kann der Therapeut etwas über die Probleme des Kindes erfahren, um dann mithilfe der Techniken der Neuen Homöopathie einen Lösungsansatz zu finden.

> *„Die Aufgabe der Umgebung ist nicht, das Kind zu formen, sondern ihm zu erlauben, sich zu offenbaren."* **Maria Montessori (1870–1952)**

Erkrankungen malen

Man kann das Kind spontan dazu ermuntern, ein Bild zu seiner Situation zu zeichnen. Man kann es aber auch bitten, ein Bild zu einer konkreten Erkrankung zu malen, etwa zum Thema Heuschnupfen. Anschließend wird mit der Einhandrute getestet, welches Zeichen sich nach dem Energiekreis (Seite 191) zeigt. Besteht therapeutischer Handlungsbedarf, wenn also ein Zeichen der linken Hälfte des Energiekreises erscheint, dann kann damit eine belastende Situation/Krankheit entstört werden, indem das Zeichen direkt auf das Bild gemalt wird. Testen Sie dann aus, wie der weitere Behandlungsverlauf aussieht: Genügt es, das Bild für einen gewissen Zeitraum aufzuhängen? Wenn ja, an welchem Ort? Oder soll damit zum Beispiel eine Wasserübertragung durchgeführt werden? Wenn ja, wie oft und wie lange?

Den erwünschten Zustand malen

Um einen Krankheitsstatus zu verbessern, ist es auch möglich, das positive, gewünschte Ergebnis malen zu lassen und dieses mit dem Ypsilon zu verstärken und zu festigen: Besteht beispielsweise eine Immunschwäche, lassen Sie das Kind starke Abwehrzellen zeichnen, die die Erreger schnell aufspüren können. Danach malen Sie ein Ypsilon über das Bild.

Familienstellen mit Tierbildern

„Die Familie ist das Vaterland des Herzens."

Giuseppe Mazzini (1805–1872)

Menschen sind von Natur aus darauf angelegt, gemeinsam zu leben: in Wohngemeinschaften, Familien oder in einer Partnerschaft. Doch die Realität sieht heute etwas anders aus. Rund 13 Millionen Singles leben in Deutschland. Viele von ihnen wünschen sich nichts sehnlicher als einen Partner. Eheberatungsstellen und Familientherapeuten für Eltern und Kinder haben Hochkonjunktur.

Der Grund: Oft gibt es systemische Verstrickungen innerhalb eines Familiensystems, die oft Jahrzehnte zurückliegen können und die der Betroffene meist nicht selbst erkennen

Exkurs: Wie funktioniert Familienstellen?

Im Rahmen eines Seminars mit zehn, 15 oder 20 Teilnehmern wird zunächst durch ein Vorgespräch ein wichtiges persönliches Thema eines Teilnehmers herausgearbeitet. Dabei kann es sich um ein Partnerschaftsproblem, ein Problem mit den Kindern oder im Beruf, aber auch um ein Gewichtsproblem handeln. Im Workshop sucht sich der Betreffende unter den Seminarteilnehmern dann sogenannte Stellvertreter für seine Familie aus – und zwar spontan und ohne viel nachzudenken: Vater, Mutter, Geschwister, die eigenen Kinder, gegebenenfalls auch weitere Verwandte, werden im Raum aufgestellt. Dieses erste Bild verrät meist schon sehr viel über die Beziehungen zwischen den Familienmitgliedern. Wie stehen die einzelnen Personen zueinander – eng oder weit auseinander? Welchen Blickwinkel haben sie – sind sie abgewandt oder blicken sie auf den Boden? Haben sie sich den Rücken zugekehrt? Wer steht nahe bei wem, wer weiter weg?

Nun passiert meist etwas, das für alle Beteiligten immer wieder verblüffend ist: Sobald die Stellvertreter in ihrer Familienaufstellung platziert sind, übernehmen sie die Gefühle und Handlungsweisen der Personen, die sie darstellen. Das drückt sich auch in der Wortwahl aus, die zum Teil identisch ist mit der der echten Familienmitglieder. Der Familientherapeut spricht in diesem Fall von dem sogenannten „wissenden Feld“ – einer Ebene, auf der alles mit allem verbunden ist.

Ziel der Familienaufstellung ist es, dass jedes Mitglied den Platz im System findet, an dem es sich wohlfühlt und das (nach Bert Hellinger) den „Ordnungen der Liebe“ entspricht. Im „wirklichen Leben“ ist es oft so, dass die Rollen nicht dieser Ordnung entsprechen, etwa dann, wenn die Eltern durch ein eigenes schweres Schicksal ihrer Aufgabe nicht gewachsen sind. Dann können die Kinder gar nicht anders, als ihren Eltern zu helfen und deren Rolle zu übernehmen. Dies geschieht zum einen aus tiefer Liebe zu den Eltern. Zum anderen jedoch, um selbst überlebensfähig zu sein. Dieses Muster bleibt in der Regel ein Leben lang erhalten, wenn es nicht aufgedeckt wird. In der Folge sind die längst erwachsenen Kinder entweder in einer kindlichen Liebe den Eltern verhaftet und dadurch nicht frei für ihr eigenes Leben; oder sie wenden sich irgendwann von ihren Eltern ab – und sind dadurch auf ungute Weise mit ihren Eltern verbunden.

Ein wichtiges Augenmerk liegt beim Familienstellen auf den Familienmitgliedern, die ausgeschlossen wurden, beispielsweise weil sie etwas Schlimmes getan haben oder früh gestorben sind. Für eine Familie sind solche Zustände schwer zu ertragen. Deshalb gibt es nach Hellinger so etwas wie eine „Familienseele", die dafür sorgt, dass kein Familienmitglied vergessen oder ausgeschlossen wird. Geschieht dies doch, so tritt oft ein Nachfolger in die Fußstapfen des vergessenen Verwandten – und verhält sich nahezu identisch.

Bei einer Familienaufstellung geht es deshalb auch immer darum, den Punkt zu finden, an dem die Liebe unterbrochen wurde. Auch Lebensübergänge, nicht gelebte Trauer und versäumter Abschied können hier nachgeholt werden. Vor allem aber wird in einer solchen Konstellation deutlich, dass wir beileibe nicht so frei und individuell sind, wie wir das gern glauben. Doch dies hat auch einen heilenden Effekt, denn es macht deutlich, wie wichtig manche Ordnungen und Bindungen sind. Wenn wir anerkennen und würdigen, was ist, setzen sich Entwicklungsprozesse und Selbstheilungskräfte in Gang. Dann werden wir frei für unser eigenes Leben.

kann. Hier kann die „Ordnung der Liebe" helfen, wie es Bert Hellinger (geb. 1925), der berühmte Familientherapeut und Begründer des Familienstellens, formulierte.

Mithilfe dieser Therapie ist es in den letzten 20 Jahren nicht nur ihm, sondern auch den über 2.000 Therapeuten gelungen, die mittlerweile in Deutschland nach seiner Lehre arbeiten, zahlreiche Heilungsprozesse in zwischenmenschlichen Bereichen in Gang zu setzen.

Wie bereits in „Medizin zum Aufmalen 2" beschrieben, kann das Familienstellen auch auf Papier erfolgen. Beziehungen werden aufgemalt, dann testet der Therapeut mit der Einhandrute die Schwingungen zwischen dem Aufsteller und seinen Beziehungen. Ab Grad 5 werden die entsprechenden Zeichen zwischen die Personen gemalt, die Schwingungen verändern sich. Mit dem Familienstellen auf Papier wurden in der Neuen Homöopathie schon ganz erstaunliche Heilerfolge erzielt.

In der Therapie mit Kindern eignet sich ganz hervorragend das Malen von Beziehungen in Gestalt von Tieren. Aus Märchen, Fabeln und Liedern ist der Kinderseele die Tierwelt sehr nahe, beim Zeichnen sind daher die Emotionen, die es auszudrücken gilt, sehr authentisch. Wie oben beschrieben, können dann die einzelnen Beziehungen mit Zeichen entstört werden. Zum Schluss wird wieder getestet, wo und wie lange das Bild aufgehängt und vom Kind betrachtet werden soll. Das bloße Vorhandensein im Raum verändert die Schwingung so, dass Veränderungen im Familiensystem spürbar werden können.

Ein solches Familienstellen mit Tierbildern hat bei allen Arten von Beziehungen Sinn, nicht nur zwischen Familienmitgliedern. Es können Bilder gemalt werden bei Problemen, die Kindergartenkinder untereinander haben, oder es können beispielsweise Probleme zwischen Schülern und Lehrern in Tiergestalt aufgemalt werden. Therapeuten, die sich mit den Sinnbildern der Tiere auskennen, etwa mit den schamanischen Krafttieren, können dieses Wissen überdies nutzen, um die aufgestellten Beziehungen auf einer tieferen Ebene zu deuten, und zusätzlich die Botschaften von Krafttieren für die Heilung einbringen.

Mandalas malen

Der Kreis mit dem Punkt symbolisiert die Individualität, die jedes Lebewesen mitbringt, es steht auch als Symbol für die Göttlichkeit. So ist auch jedes Horoskop in Mandala-Form aufgebaut und zeigt die verschiedenen Zyklen unseres Lebens in einem Kreislauf. Ein Mandala hat die sichtbare Form eines Kreises und definiert sich über den Punkt in der Mitte.

Mandalas finden wir in allen Zeiten, Kulturepochen und Religionen wieder. Das Mandala, das aus dem Punkt geboren wird, repräsentiert in unserer materiellen Welt die Offenbarung des Göttlichen. Diese Offenbarung zeigt sich auf allen Ebenen der Schöpfung, im Makrokosmos und im Mikrokosmos. Das gesamte Universum besteht aus Mandalas – wie unser Sonnensystem, in dem die Sonne von ihren Planeten umkreist wird. Wir finden die Mandala-Strukturen im Wasser und in Mineralien. Selbst jede Zelle mit ihrem Zellkern ist nichts anderes als ein Mandala, genauso wie jedes Atom, das von seinen Elektronen und Neutronen umkreist wird.

Wir erkennen also in jedem Mandala den Pulsschlag des Lebens – und alles Leben ist ein Tanz um die Mitte. Ein Mandala ist deshalb keine starre Form, sondern wir können es uns in Form einer dynamischen Lichtspirale, ohne Anfang und ohne Ende, vorstellen.

Mandalas malen macht viel Spaß! Lassen Sie Ihr Kind eigene Mandalas entwerfen, oder besorgen Sie sich einen Mandala-Malblock zum Ausmalen. Das Malen von Mandalas bringt uns in die Kraft der eigenen Mitte und zentriert. Lassen Sie Ihr Kind öfter einmal eine Pause während der Hausaufgaben machen, ein Mandala ist zwischendurch ganz schnell gemalt, bringt Freude und fördert Kreativität und Entspannung. Beim Mandala-Malen lernen wir zudem, uns mit den Kräften aller Himmelsrichtungen und aller Tierkreiszeichen zu verbinden und so aus der Fülle des Lebens zu schöpfen.

Neben Spiel und Spaß können Sie zur Stärkung natürlich auch die heilsamen Schwingungen eines Mandalas auf Wasser oder auf ein Massageöl übertragen, mit dem Sie Ihr Kind bei Beschwerden massieren. In letzter Zeit hat es sich als besonders kraftvoll und empfehlenswert erwiesen, wenn die Symbolformen mit Gedankenkraft in die Aura übertragen werden (zum Vorgehen siehe Seite 90 f.).

Anleitung für Kinder

Beim Ausmalen von Mandala-Vorlagen lautet das oberste Gebot: Tue, was du willst! Lasse dich bei jedem Mandala von deinem Gefühl leiten:

- Mit welchem Mandala willst du beginnen?
- Welche Farben oder Stifte wählst du dafür aus? Buntstifte, Wasserfarben, Wachsmalkreiden oder Filzstifte? Alles ist möglich.
- Welche Maltechnik möchtest du einmal ausprobieren (Wachsmalkreiden, Aquarell oder andere)?

Benutze immer die Farben und die Maltechnik, die dir gerade den allermeisten Spaß bringen!

Ein MZA-Emotionsbild malen

Mithilfe von bildhaften Darstellungen können Kinder gut ihre Gefühle ausbalancieren und sogar negative Affirmationen umschreiben. Kopieren Sie dazu unsere Vorlage „Medizin-zum-Aufmalen-Emotionsbild“ von Seite 214, oder zeichnen Sie es ab. Lassen Sie Ihr Kind in die obere Hälfte dieses Gefühlsmandalas die negative Emotion, Affirmation oder

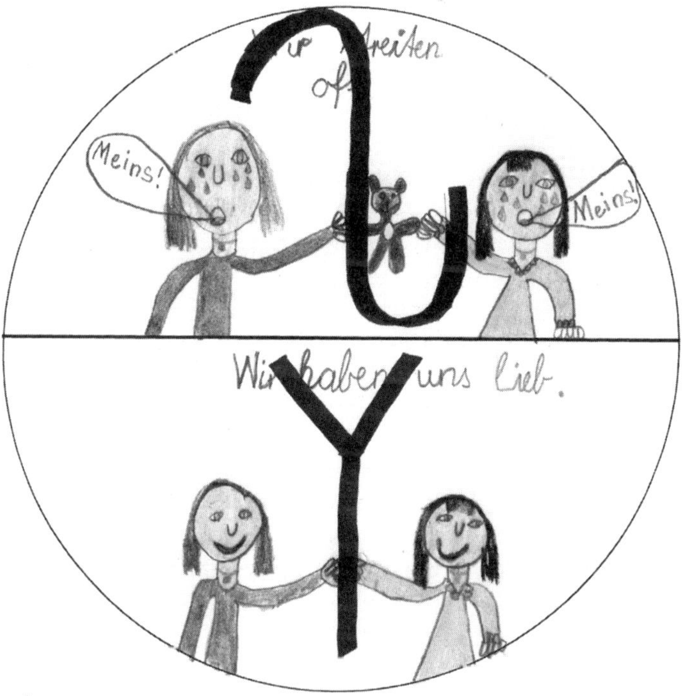

Ein MZA-Emotionsbild, wie es die 7-jährige Magdalena gemalt hat, eignet sich besonders gut für Konfliktsituationen. Eine Kopiervorlage finden Sie im Anhang auf Seite 214.

einfach das Problem zeichnen, um das es geht (zum Beispiel Stress mit dem Lehrer) – in die untere Hälfte die Situation in erlöster Form (zum Beispiel ein fröhliches Schulkind mit einem entspannten Lehrer in einer netten Situation). Allein das Zeichnen von zwei sich konträr gegenüberliegenden Gefühlen wirkt sich ausbalancierend auf die neuronalen Vernetzungen im Gehirn aus, ebenso die Möglichkeit, Problem und Lösung in einem Kreis als Ganzheit betrachten, empfinden und integrieren zu können.

Testen Sie dann für die obere Kreishälfte das entsprechende Zeichen und malen Sie es auf das Bild. Auf die untere Hälfte zeichnen Sie zum Verstärken und Verfestigen der erlösten Situation das Ypsilon.

Testen Sie dann, wo und wie lange dieses Bild hängen/liegen soll. Schreiben Sie unter das Bild bei Bedarf noch eine positive Affirmation.

„Inmitten der Schwierigkeit liegt die Möglichkeit."
Albert Einstein (1879–1955)

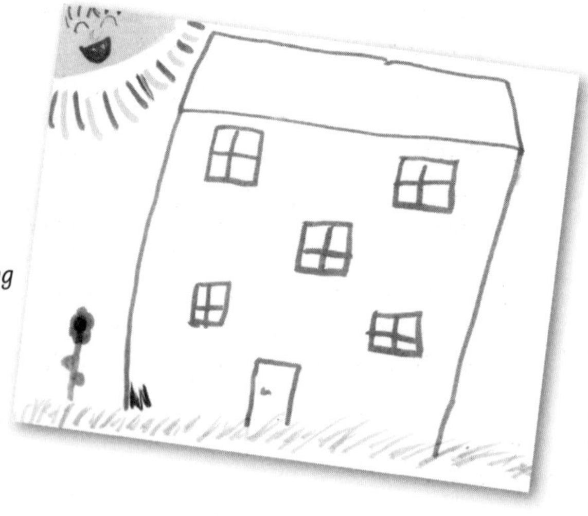

Die Schwingung von Bildern kann man austesten und harmonisieren.

Symbole und ihre mannigfaltigen Anwendungsmöglichkeiten

Über die Heilkraft der Symbole haben Sie bereits viel erfahren. Doch neben dem Aufmalen und Wasserübertragungen können Sie im Umgang mit Symbolen und fröhlichen Kinderseelen ruhig kreativ werden! Es gibt noch viele weitere Möglichkeiten, wie man die heilende Schwingung von Symbolen für das Wohlfühlen Ihrer Kinder einsetzen kann. Wie immer gilt: Testen Sie aus, welches Symbol in Harmonie mit Ihrem Kind schwingt und wie lange es wo wirken soll:

- Sie können Symbole im Kinderzimmer aufhängen. Als Wandbilder, als Fensterbilder, als Mobile. Spirituelle Symbole gibt es längst auch als Wallprints oder als Autoaufkleber!
- Die Schwingung eines Symbols kann auf Edelsteine übertragen werden. Testen Sie etwa bei Schul- oder Prüfungsängsten das entsprechende Symbol. Übertragen Sie die Schwingung auf einen Heilstein und geben Sie dem Kind den Stein in die Schule mit.
- Übertragen Sie ein getestetes Symbol auf Wasser und geben Sie es in ein Sprühgefäß. Benutzen Sie dieses Raumspray zum Beispiel als Einschlafhilfe.
- Ziehen Sie bei einem Problem Ihres Kindes eine Karte aus dem Kartenset „Medizin zum Aufmalen“. Legen Sie die Karte in die Wiege/das Kinderbett (oder zum Beispiel auf schmerzende Stellen etc.).
- Lassen Sie Ihr Kind selbst eine Symbolkarte malen, zum Beispiel zum Thema „fröhlich sein“. Sie können damit unter anderem eine Wasserübertragung vornehmen.
- Mit Bügelperlen lassen sich Symbole (z. B. Herzen) erstellen. Benutzen Sie solch positive Symbole zum Aufschwingen von Informationen oder als Glasuntersetzer.

Heilen mit Zahlen

Auch Zahlen sind nichts anderes als Schwingungen. Daher können wir sie – ähnlich wie Symbole – auch zum Verändern einer Schwingung einsetzen. Denn Symbole – ganz egal, ob sie in Form von Zahlen, Mandalas, Klängen, Mustern oder Farben in Erscheinung treten, enthalten Informationen in komprimierter Form, ähnlich wie eine Zip-Datei auf dem Computer.

Das Wissen um die Bedeutung der Zahlen ist sehr alt, und viele Weise und Mystiker haben sich damit beschäftigt. Die Numerologie war und ist in allen großen Kulturen bekannt, Zahlensymboliken kennt man aus der Bibel, aus dem alten Ägypten, Babylonien, bei den Aborigines, den Chinesen, den Juden und den Hindus. Selbst unsere Märchen enthalten eine verschlüsselte Zahlensymbolik, so gelten die Zahlen 3, 7 und 13 als Glücksbringer für die Hauptfiguren. In diesem Licht betrachtet erhält das Vorlesen von Märchen eine weitere heilende Dimension!

Dank neuer russischer Heilmethoden hat die Zahlenmystik wieder an Aktualität gewonnen. Dahinter steht die Anschauung, dass alle Körperzellen wie ein Orchester schwingen. Spielt auch nur eine falsch, so ist die Schwingung gestört, und diese aus der Harmonie geratene Schwingung kann durch geeignete Zahlenkombinationen wieder in die richtige Lage zurückversetzt werden.

Die Anwendung von Zahlenreihen lässt sich idealerweise sehr gut mit den Techniken der Neuen Homöopathie verbinden: Testen Sie mit dem Tensor aus, ob eine bestimmte Heilzahl zum Einsatz kommen soll, und wenn ja, was Sie mit dem jeweiligen Zahlencode machen sollen: öfters ansehen, sich darauf konzentrieren, eine Wasserübertragung damit machen, darüber meditieren, auf den Körper aufmalen und

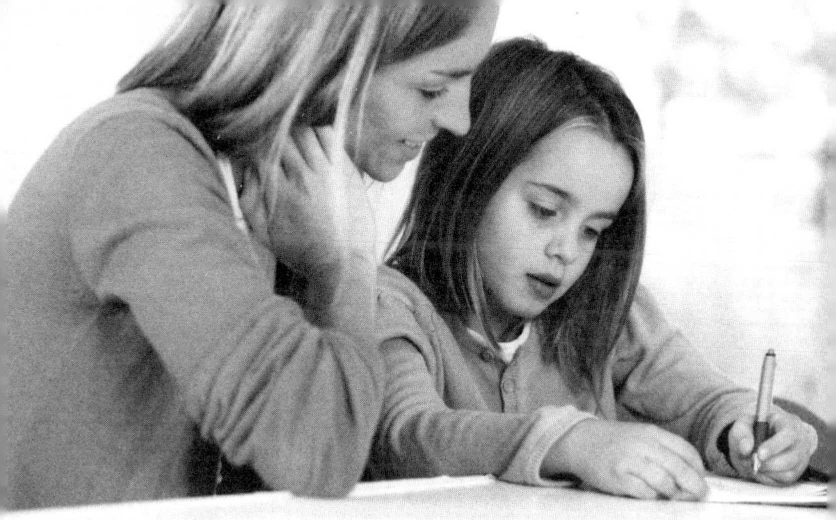

Lassen Sie das Kind die Zahl am besten selbst schreiben.

vieles mehr. Heilzahlen können Sie auch ergänzend/zusätzlich zu anderen Anwendungen miteinbeziehen. Wissenswertes über den praktischen Umgang mit Zahlenreihen finden Sie in dem Ratgeber „Heilen mit Zahlen“ von Petra Neumayer (erschienen im Mankau Verlag); das Buch enthält unter anderem auch eine Liste mit den 100 wichtigsten Heilzahlen für verschiedene Beschwerden.

Nachfolgend möchten wir Ihnen für die Anwendung bei Kindern gerne die allgemeine Heilzahl für Kinderkrankheiten (aus dem Zahlensystem des russischen Heilers Grigori Grabovoi) vorstellen:

18543218

Diese allgemeine Zahl für Kinderkrankheiten können Sie bei jeder Art von Erkrankungen immer ergänzend anwenden, wenn sie positiv testet.

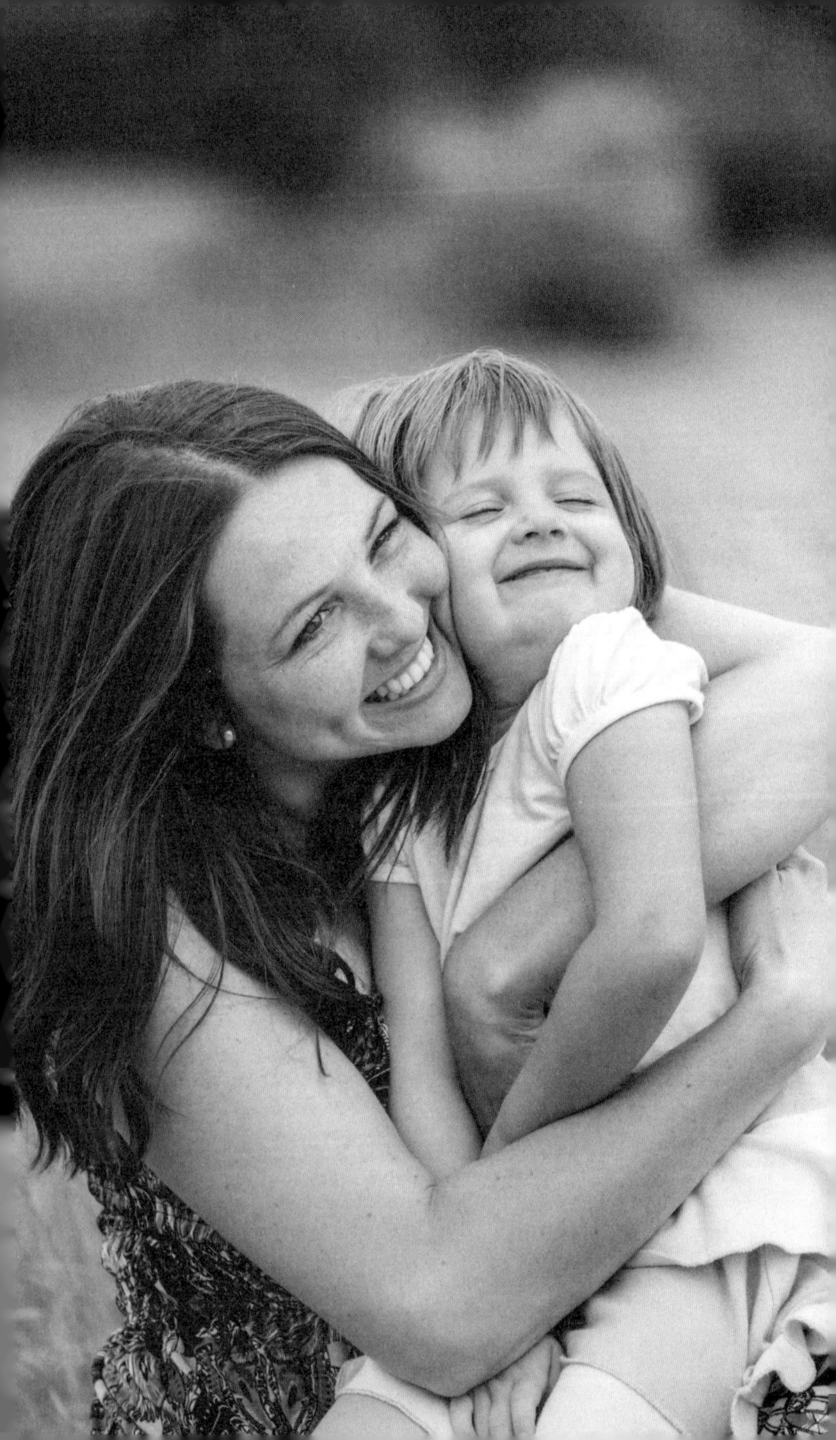

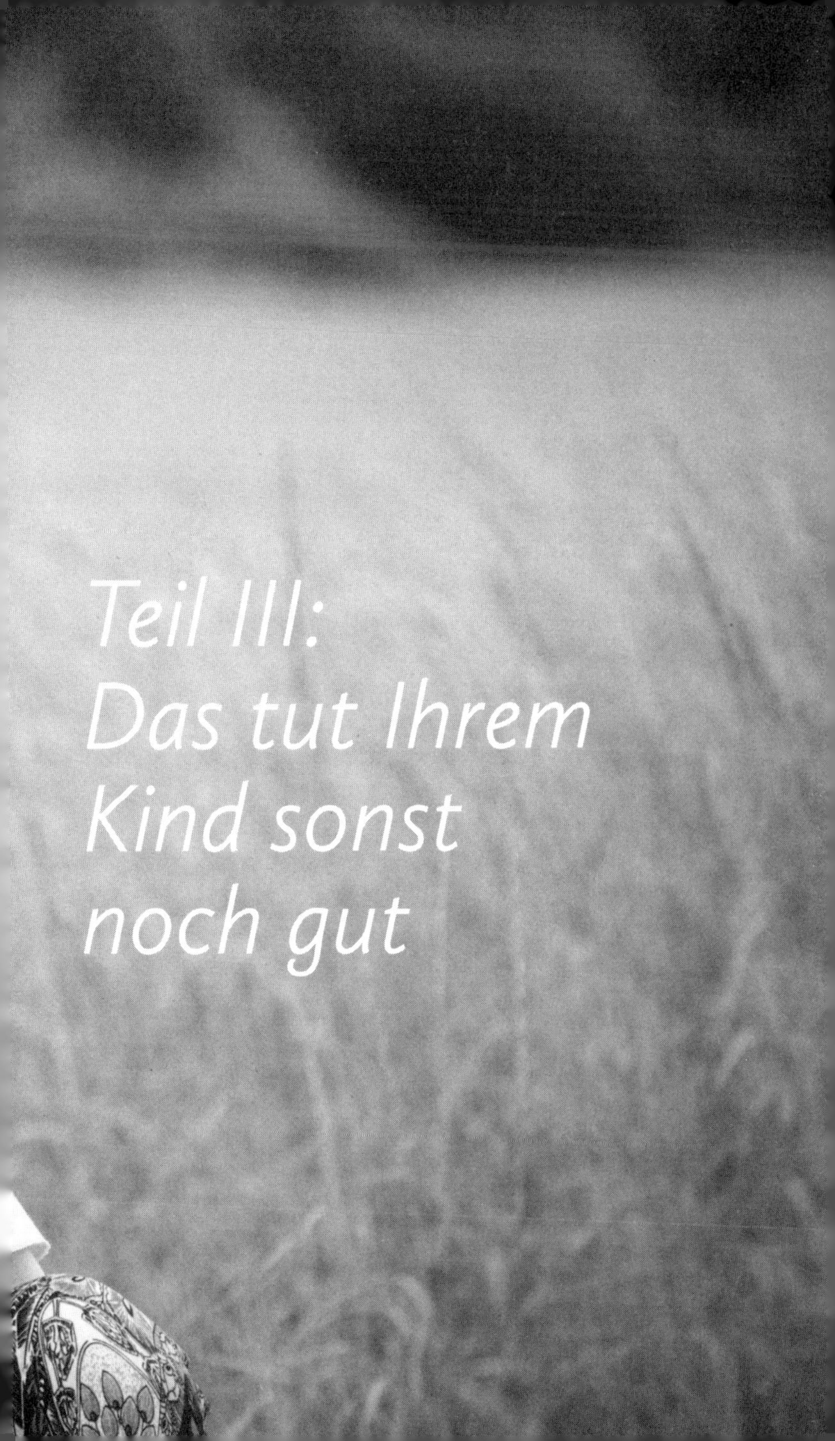

Teil III: Das tut Ihrem Kind sonst noch gut

Körperkontakt

Im Mutterleib war das Baby fast zehn Monate mit der Mutter in nächster Verbindung. Die Geburt katapultiert das kleine Wesen zunächst in eine unsichere kalte Welt. Ohne wärmenden Körperkontakt ist es nicht in der Lage, diese Eindrücke zu verarbeiten.

Körperkontakt ist gleichbedeutend mit emotionaler Zuwendung. Und die braucht das Baby von Anfang an. Wissenschaftler sind sich darüber einig, dass Körperkontakt unerlässlich ist für die gesunde Entwicklung eines Kindes. So beruhigt sich das Baby, wenn es gleich nach der Geburt auf den Bauch seiner Mutter gelegt wird; beim Stillen spielt der Körperkontakt eine wichtige Rolle, und häufig getragene Babys weinen seltener.

Doch nicht nur Babys brauchen Körperkontakt, auch ältere Kinder und Erwachsene benötigen die heilenden Gefühle der Berührung. Wohliger Körperkontakt lässt sich ideal mit Massagen verbinden, die zudem Verspannungen im Muskelbereich lösen, Schmerzen lindern und allgemein die Durchblutung fördern.

Häufig schenkt jedoch schon eine ganz einfache Massage (die auch von jedem Laien völlig bedenkenlos durchgeführt werden kann) tiefes Wohlbehagen und Entspannung. Auf

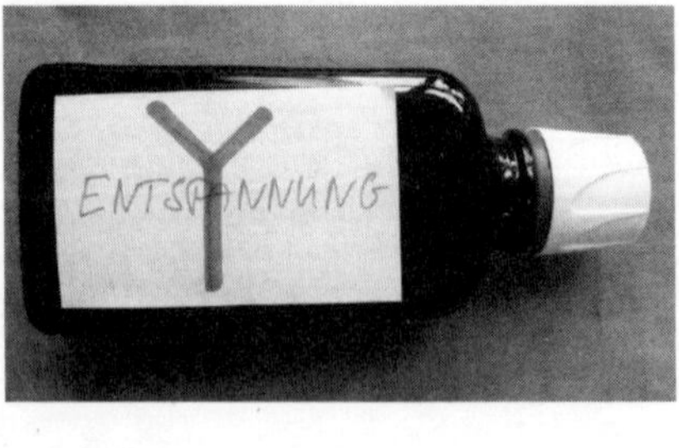

Beschriften Sie ein Massageöl mit dem Wort „Entspannung" und dem Ypsilon darüber. Damit verstärken Sie die entspannende Wirkung.

Berührung heilt

Seit Längerem ist bekannt, dass professionelle Massagen als begleitende Maßnahmen auch im Rahmen einer Krebstherapie unterstützend wirken können. Wie sieht es dann wohl mit Berührungen eines Kranken durch Familienmitglieder und Freunde aus? Diese Frage stellte sich ein internationales Wissenschaftlerteam um den Forscher William Collinge am National Cancer Institute in Bethesda. In ihrer Studie wurden 97 Krebspatienten und deren Verwandte und Freunde in zwei Gruppen aufgeteilt: Die Freunde und Verwandten der ersten Gruppe lernten einfache Massagegriffe, die sie in den folgenden vier Wochen dreimal pro Woche oder häufiger an den Patienten – für jeweils 20 Minuten – anwenden sollten. In der Kontrollgruppe sollten Angehörige und Freunde dem Krebspatienten ebenso lange und häufig vorlesen. Das Ergebnis: In beiden Gruppen verbesserten sich körperliches und seelisches Leiden. Bei den Menschen, die jedoch berührt wurden, war das Wohlbefinden noch größer: Angstzustände nahmen um 44 Prozent ab, Schmerzen um 34 Prozent, Müdigkeit und Erschöpfung um 32 Prozent. Depressionen verringerten sich um 31 Prozent, Übelkeit um 29 Prozent. Das ist eine gute Nachricht, meinen die Forscher, da Angehörige und Freunde von Erkrankten, die sich oft hilflos fühlen, mithilfe einer Massage aktiv etwas zur Heilung beitragen können.

emotionaler Ebene kann die richtige Massage, die von einem geschulten Behandler durchgeführt wird, auch innere Verkrampfungen und Gefühle lösen, die unbewusst unterdrückt werden oder sich angestaut haben. Wichtig sind die sanfte Berührung und der Kontakt zum Kind.

Ob Klopfen, Reiben oder Streichen – eine Massage mit einem guten Massageöl tut Ihrem Kind immer gut. Wenn die Massage zum besseren Einschlafen oder der Entspannung dienen soll, können Sie dem Massageöl entprechende ätherische Öle (zum Beispiel Lavendel) beifügen und auf die Flasche noch das Wort „Entspannung“ schreiben und ein Ypsilon darübermalen.

Fußmassage:
Die Fußmassage besitzt ein äußerst breites Einsatzspektrum; durch gezieltes Massieren einzelner Fußreflexzonen können Stauungen in den Meridianen aufgespürt und beseitigt werden.

Kopfmassage:
Besonders zur Steigerung des allgemeinen Wohlbefindens kann diese Massage, bei der besonders die Kopfhaut angeregt wird, durchgeführt werden.

Rückenmassage:
Sie kann ein wirksames Mittel bei Verspannungen und stressbedingten Schlafstörungen sein. Sinnvoll ist eine gezielte Rückenmassage gegen Einschlafschwierigkeiten dann, wenn sie nicht früher als 15 Minuten vor dem Zubettgehen durchgeführt wird.

Gesichtsmassage:
Nach einem anstrengenden Schultag kann eine behutsam durchgeführte Massage, die sich vor allem auf den Kinn- und Kieferbereich konzentriert (dort sammeln sich die meisten Anspannungen), eine Wohltat sein, durch die sich auch Ärger abbauen lässt. Kinder, die häufig unter Kopfschmerzen leiden, werden diese Massage als höchst entspannend und angenehm empfinden.

Massage-Tipps

So machen Sie es richtig:

→ Achten Sie auf trockene und angenehm warme Hände.

→ Ihre Fingernägel sollten nicht zu lang sein.

→ Das Kind sollte die Raumtemperatur als angenehm warm empfinden.

→ Bei Massagen an den Beinen sollten die Bewegungen immer in Richtung Herz durchgeführt werden.

→ Blutergüsse und verletzte Hautstellen dürfen nicht mit starkem Druck behandelt werden.

→ Führen Sie die Massagen nicht direkt nach dem Essen durch.

→ Regionen mit Knochenbrüchen sollten bei einer Massage immer großzügig ausgespart bleiben.

→ In der unmittelbaren Umgebung von Narbengewebe darf nur äußerst behutsam massiert werden.

→ Verzichten Sie während einer Infektionserkrankung auf Massagen.

Rezepte für Massageöle zum Selbermischen:

→ **Anregendes Massageöl:** 100 ml Aprikosenkernöl, 5 Tropfen Zitronenöl, 5 Tropfen Rosenholzöl, 4 Tropfen Geranienöl oder Fichtennadelöl

→ **Erfrischendes Massageöl:** 100 ml Sonnenblumenöl, 5 Tropfen Lemongras, 4 Tropfen Limettenöl, 5 Tropfen Orangenöl

→ **Beruhigendes Massageöl:** 100 ml Jojobaöl, 5 Tropfen Melissenöl, 5 Tropfen süßes Fenchelöl, 3 Tropfen Salbeiöl

→ **Massageöl bei Depressionen:** 100 ml Mandelöl, 5 Tropfen Rosenholzöl, 5 Tropfen Bergamotteöl, 3 Tropfen Eisenkrautöl

→ **Massageöl zur Entspannung:** 100 ml Aprikosenkernöl, 5 Tropfen Melissenöl, 5 Tropfen Sandelholzöl, 8 Tropfen Lavendelöl

Musik – Nahrung für die Seele

„Musik ist die Sprache der Engel."

Thomas Carlyle (1795–1881)

Wussten Sie, dass Babys bereits im Mutterleib einen eigenen Musikgeschmack entwickeln? Probieren Sie es selbst aus und beobachten Sie, wie Ihr Baby auf Klänge reagiert! Vielleicht mag es schöne Entspannungsmelodien, vielleicht liebt es Mozarts kleine Nachtmusik oder schwebt auf Wolke sieben beim Bach-Choral „Wachet auf, ruft uns die Stimme"?

Hören ist die erste sinnliche Erfahrung, die Ihr Baby schon im Mutterleib macht: Am siebten Tag nach der Zeugung ist das Ohr als kleiner Punkt erkennbar, und als allererstes Sinnesorgan ist es ab Mitte des vierten Schwangerschaftsmonats voll ausgebildet. Dass bereits Ungeborene auf Töne freudig reagieren, ist keine neue Erfindung der Musikbranche, sondern gilt längst als wissenschaftlich abgesichert – spätestens seit 1981, als der Pariser Hals-Nasen-Ohren Arzt Alfred Tomatis seine erste bahnbrechende Studie „Der Klang des Lebens" veröffentlichte.

Klänge als akustische „Nährstoffe"

Natürlich brauchen wir die Ohren zum Hören und für unseren Gleichgewichtssinn, aber darüber hinaus entdeckte Tomatis, dass durch Töne Schwingungen erzeugt werden, die das Gehirn direkt mit Energie füttern. Deshalb wirkt sich der Hörsinn schon prägend auf die Entwicklung des Fetus aus. Vera Brandes, Musikwissenschaftlerin und Psychologin, erklärt das so: „Die Frequenzen der Musik stimulieren bestimmte Bereiche des Gehirns und wirken unmittelbar auf das limbische System, mit dem Effekt, dass die mentalen und die körperlichen Koordinationsfähigkeiten angeregt und harmonisiert werden." In Florida will man sogar herausgefunden haben, dass musikbegeisterte Babys später einmal klüger werden. Der US-Bundesstaat möchte daher werdende Mütter in Zukunft mit Klassik-CDs versorgen!

Achtung Lärmquellen!

Es ist äußerst wichtig, das Baby vor lärmenden Geräuschkulissen oder einer Dauerberieselung, wie etwa ständigen Radio- oder Fernsehgeräuschen, zu bewahren. Auch im späteren Lebensverlauf wird das Kind seine Tonwahrnehmung umso feiner unterscheiden können, je behutsamer seine Umgebung mit der akustischen Welt umgegangen ist. Einem Neugeborenen ist es nicht möglich, sich von den für ihn unangenehmen Geräuschen innerlich zu distanzieren: Es reagiert auf unschöne Klänge mit einer Änderung von Puls- und Atemfrequenz. Auf Worte und Töne der Freude und Wärme in Kombination mit der seelischen Zuwendung der Mutter äußern sich Ungeborene und Neugeborene hingegen mit freudiger Erregung.

Musikalische Babyhitparade

Schon im Mutterleib besitzt der Fetus musikalische Unterscheidungsfähigkeit: Er entwickelt daraus seinen ganz eigenen Musikgeschmack und sogar ein musikalisches Gedächtnis. Schwangere berichten davon, dass ihre Kinder zum Beispiel auf Rockmusik oder harte Rhythmen mit Unruhe reagieren, auf harmonische Klänge hingegen mit Wohlgefühlen. Und das Erstaunliche: Auch nach der Geburt erinnert sich das Baby an die Musikstücke, die es schon im Mutterleib gerne hörte. Das bestätigte ein Experiment mit Neugeborenen in der Pariser Klinik Beaudeloque: Beim Hören eines ihnen bekannten Musikstückes nuckelten die Babys auf eine ganz bestimmte Art und Weise an den Schnullern und fühlten sich dabei offenbar entspannt und wohl. Auch auf der Frühgeborenen-Station ließ sich dieses Phänomen nachvollziehen. Musikstücke oder Lieder, die die Mutter ihrem Kind während der Schwangerschaft vorgespielt oder vorgesungen hatte, wurden auf eine CD aufgenommen und den Frühgeborenen direkt in den Brutkasten übertragen; in der Folge konnten sie die Frühchenstation weitaus eher verlassen als Babys ohne musikalischen Support. In Amerika ist man noch einen Schritt weiter: Wissenschaftler fanden heraus, dass Frühgeborene schneller zunehmen und sich besser entwickeln, wenn Ihnen ein ganz bestimmtes Musikstück vorgespielt wird: Brahms Wiegenlied.

Doppeleffekt: Gut für Baby und Mama

Da eine schwangere Mutter ihre Gefühle auf ihr Kind überträgt, ist es naheliegend, dass schöne Entspannungsmusik gleich eine Zweifach-Wirkung besitzt: einerseits über die Gefühle, die das Musikstück beim Kind bewirkt, andererseits über die positiven Emotionen, die bei der Mutter ausgelöst und auf ihr Ungeborenes übertragen werden.

Ganzheitliche Harmonie durch klassische Musik

Dass schönes Gedudel aus der Retorte zu entspannen vermag, ist unbestritten. Eine weitaus tiefere Wirkung soll aber klassische Musik haben. Das bestätigt auch Uwe Ralph Fricke, Pädagoge für Hörerziehung: „Klassische Musik ist ein Ausdruck der ganzheitlichen Harmonie, deshalb reagieren sowohl das Ungeborene als auch das Neugeborene besonders dankbar darauf, weil sie sich noch in der Ganzheit befinden.“ Für Fricke ist klassische Musik noch viel mehr als ein Mittel zur Entspannung, er bezeichnet sie als „Nahrung für die Seele“. Aus seinen Kursen und der Einzelarbeit mit Schwangeren hat der Therapeut noch einen wertvollen Tipp für die werdende Mama auf Lager: „Summen Sie die klassischen Melodien, auf

die Ihr Kind mit Freude oder Entspannung reagiert, auch selbst mit. Denn wenn das Baby dann auf der Welt ist, können Sie ihm die Melodien zur Besänftigung jederzeit vorsummen, speziell dann, wenn mal kein CD-Player in der Nähe ist."
Ein Wunder ist durch das Musikhören allerdings nicht zu erwarten, denn kleine Schreihälse schlafen dadurch auch nicht schneller ein – aber dafür entspannter!

Stimmgabeln
Stimmgabeln können nicht nur zum Stimmen von Instrumenten benutzt werden, sondern auch heilsame Effekte haben, wenn sie gezielt an bestimmten Stellen des Körpers aufgesetzt werden. Vorstellbar ist zum Beispiel, dass Sie ein Symbol auf eine Schmerzzone aufgemalt haben und darauf einige Minuten eine Stimmgabel mit der passenden Frequenz aufsetzen (zum Beispiel den Stimmgabelton OM oder den Venuston, das geht immer – oder austesten!). In unserem Buch „Medizin zum Aufmalen 2" finden Sie Näheres dazu. Roswitha Stark hat zudem ein Buch für interessierte Einsteiger zum Thema Stimmgabeltherapie geschrieben: „Heilen mit dem kosmischen Ton" (siehe Literaturempfehlungen auf Seite 183 f.).

Musikstücke, die Babys besonders lieben

- **Mozart:** Eine kleine Nachtmusik, Largo aus dem 21. Klavierkonzert, Konzert für Flöte und Harfe C-Dur, Violinkonzert Nr. 5 A-Dur
- **Beethoven:** Adagio aus dem 5. Klavierkonzert
- **Brahms:** Wiegenlied
- **Bach:** Flötensonaten, Choral „Wachet auf, ruft uns die Stimme" aus BWV Kantate 140
- **Vivaldi:** Die vier Jahreszeiten, Flötenkonzerte, Violinkonzerte

Übertragung von Tönen und Rhythmen in der Neuen Homöopathie

Mithilfe der Neuen Homöopathie ist es möglich, auch Töne oder Rhythmen individuell auszutesten und die Schwingungen zu übertragen. Wir haben darüber bereits in unserem Grundlagenwerk „Medizin zum Aufmalen 1" berichtet.

Testen Sie aus, welche Musikstücke sich auf Ihr Kind besonders heilsam auswirken und wie oft bzw. wie lange diese Musik angehört werden soll. Sie können die Schwingung eines sehr beruhigenden Stückes zum Einschlafen beispielsweise auch auf einen Edelstein übertragen und diesen in die Wiege des Babys legen.

Neben klassischer Musik haben insbesondere auch traditionelle Mantras aus verschiedenen Ländern einen sehr heilsamen Einfluss auf Körper, Seele und Geist.

Und natürlich ist das (Vor-)Singen an dieser Stelle nicht zu vergessen. Was könnte für ein Kind schöner sein als die sanfte, vertraute Stimme seiner Mutter!

So hört Ihr Baby im Mutterleib

Möchten Sie gerne wissen, wie Ihr Baby in der aquatischen Welt des Uterus hört? Das ist ganz einfach: Tauchen Sie beim nächsten Vollbad mit dem Kopf unter Wasser und nehmen Sie die Geräusche wahr, die Sie hören: das schwappende Wasser, Stimmen oder Musik.

Der Klangkosmos Ihres Babys ist aber noch weitaus größer: Es hört Ihren Herzschlag und Ihre Stimme, untermalt mit einer Klangkulisse aus gurgelnden Geräuschen.

Ein noch besseres „Unterwasser-Musik-Erlebnis" bieten manche Wellness-Oasen: Dort können Sie Musik durch integrierte Unterwasserlautsprecher (Liquid Sounds) genießen.

Heilende Mantras

> *„Die Wiederholung des NAMENS pflanzt Samen der wahren Güte – Samen, die nur die Früchte der Liebe hervorbringen können, der Liebe zu uns selbst und der Liebe zu anderen."* **Krishna Das (1947)**

Durch das Rezitieren von Mantras – Wörtern, Klängen, Silben oder Sätzen – erhöht sich die eigene Schwingung und die der Umgebung. Mantras werden traditionell in der buddhistischen und hinduistischen Tradition verwendet. Die indischen Weisen besitzen das Wissen über die Wirkung bestimmter Laute seit vielen Tausend Jahren. Im Westen sehr populär ist das durch die Yoga-Praxis bekannt gewordene universale Mantra OM beziehungsweise OM Shanti. Letzteres bedeutet „Der Friede Gottes". Die Silbe OM gilt als heilig und symbolisiert das absolute Bewusstsein. Alle anderen Mantras sind in diesem enthalten, es verkörpert die Urschwingung des Universums.

Die alten Weisen bezeichneten Mantras als Geschenke der Götter. Deshalb sollte man ein Mantra als etwas Heiliges betrachten und niemals achtlos damit umgehen, da es sonst seine Wirkung nicht entfalten kann. Ein Mantra wirkt wie ein starkes, geistiges Schutzschild. Man kann damit Krankheiten heilen und emotionale sowie mentale Hindernisse beseitigen. Durch das konzentrierte und hingabevolle Rezitieren eines Mantras lösen sich negative Gedanken auf und machen innerer Harmonie Platz. Mantras sollten immer in ihrer ursprünglichen Sprache verwendet werden, ein übersetztes Mantra verliert seine besondere Schwingung und wirkt nicht mehr.

Auch die Frequenz von Mantras lässt sich mithilfe der Neuen Homöopathie gut auf einen Stein prägen. Diesen können Sie Ihrem Kind mitgeben, wenn es nicht möglich ist, den heilenden Lauten zu lauschen (z. B. im Ferienlager).

Magie der Farben

Jede Farbe besitzt ihre eigene Schwingung. Man kann das im alltäglichen Leben an sich selbst immer wieder feststellen – zum Beispiel an der Art, sich zu kleiden: Ist man deprimiert, neigt man dazu, dunkle Farben zu tragen, während man bei guter Laune spontan zu hellen und leuchtenden Farben greift. Diese Farbmagie kann man jederzeit ganz gezielt einsetzen, wenn man die Wirkung der unterschiedlichen Farben kennt:

- → Rot steigert den Energiepegel und bringt die Energie zum Fließen.
- → Gelb hat eine aufheiternde Wirkung.
- → Blau besänftigt und beruhigt.
- → Grün harmonisiert und entspannt.
- → Orange fördert die Kommunikation.
- → Violett beruhigt das Nervensystem.
- → Indigo erleichtert den Zugang zur Intuition.

Für Babys und Kinder spielen die Farben in ihrer Umgebung eine besonders große Rolle, und sie können ihre Entwicklung unterstützen. Besonders förderlich ist die gesamte Farbpalette des Regenbogens, vom Kindergartenalter bis zur Pubertät.

Mithilfe der Neuen Homöopathie können Sie für Kleinkinder austesten, welche Farbe im Kinderzimmer sich am förderlichsten für Ihr Kind auswirkt. Wenn Sie bei Beschwerden Zeichen auf die Haut malen, lassen Sie Ihr Kind auswählen, mit welcher Farbe gezeichnet werden soll.

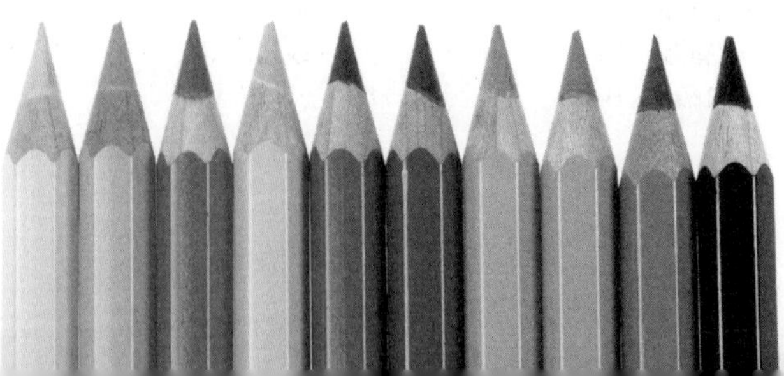

Wissenschaftliche Erkenntnisse

Von fortschrittlichen Wissenschaftlern wird die Farbtherapie als eine der wichtigsten Heilmethoden der Zukunft bezeichnet. Sie arbeitet unter anderem mit Farbmeditation, Farbvisualisation, Spektro-Chrom-Therapie, farbbestrahltem Wasser, Meridianfarbtherapie sowie Maltherapie. Jede Farbe hat ihre eigene Schwingung, die man physikalisch exakt messen kann. Daher lässt sie sich ganz gezielt bei physischen und psychischen Krankheiten einsetzen.

Zu den interessantesten Forschern auf dem Gebiet der Farbtherapie gehören Isaac Newton (1643–1727), der entdeckte, dass das Sonnenlicht aus den sieben Regenbogenfarben besteht, und Johann Wolfgang von Goethe (1749–1832), der in dem von ihm entworfenen Farbkreis die Theorie der Komplementärfarben aufstellte. Er empfahl schon damals, die Farben als „lebendige Empfindungen" wahrzunehmen, und war mit dieser Auffassung seiner Zeit weit voraus. Inzwischen hat die moderne Quantenphysik mit der Aussage, dass alles Energie und Schwingung ist, wissenschaftlich bewiesen, was Goethe seinerzeit intuitiv erfasst hatte.

In der medizinisch-physikalischen Therapie werden Farben längst schon therapeutisch eingesetzt, etwa durch direkte Bestrahlung auf die Haut. Farbtherapie beeinflusst nicht nur unsere Stimmung, sondern unterstützt auch seelische und körperliche Heilungsprozesse. In der Farbtherapie stehen Farben beispielsweise in Relation zu folgenden Organsystemen:

- → **Rot** – Atmung
- → **Orange** – Stoffwechsel
- → **Gelb** – Nervensystem
- → **Grün** – Bewegungsapparat
- → **Hellblau** – Sinneswahrnehmung
- → **Dunkelblau** – Säftezirkulation
- → **Violett** – Regeneration

Gebete

Wer häufig betet oder meditiert, weiß, welch heilende Wirkung dies auf Körper und Seele hat, wenn wir in Kontakt mit den höheren Kräften kommen. Mittels Gebeten können wir auch eine Heilinformation auf andere übertragen – man könnte Symbole auch als manifestierte Gebete ansehen.

Seit den Wasserfotografien von Masaru Emoto wissen wir, dass man Kristallbilder von besprochenem Wasser machen kann. Worte und Gebete mit heilender Schwingung erzeugen schöne Kristallbilder, im Gegensatz zu Worten wie „Hass" und „Wut". Mit Kindern zu beten bedeutet also auch, eine Heilschwingung aufzubauen.

Märchen: Symbole als Sinnbilder des Lebens

Es war der Schweizer Tiefenpsychologe Carl Gustav Jung (1875–1961), der die Symbolforschung aus der Ecke des Verstaubten und Antiquierten hervorholte und neu belebte. So ist ein Wort oder ein Bild symbolisch, wenn es eben mehr enthält als das, was auf den ersten Blick sichtbar ist: Im Märchen etwa steht das Brot nicht nur für Nahrungsmittel, sondern ist gleichermaßen ein Sinnbild des Lebens.

Ob Gold, Feuer, Einhorn oder Kröte, immer enthält ein archetypisches Märchensymbol mehr als das vordergründig Sichtbare, oft steht es für Emotionen oder einen psychischen Zustand. Wegen des symbolhaften Charakters des Märchens kann das Vorlesen daher heilend auf die kindliche Seele einwirken.

„Das Leben eines jeden Menschen ist ein von Gotteshand geschriebenes Märchen."

Hans Christian Andersen (1805–1875)

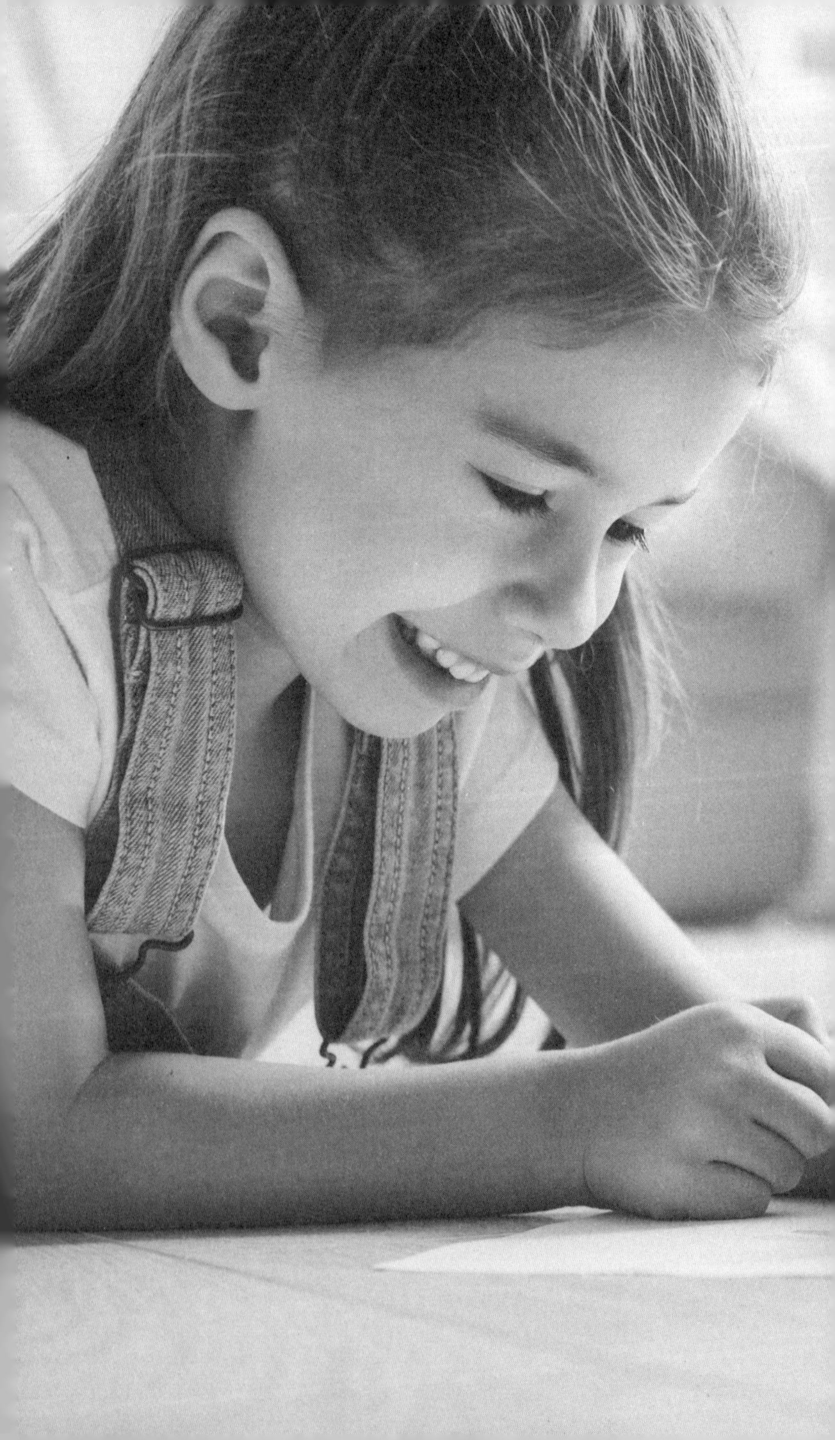

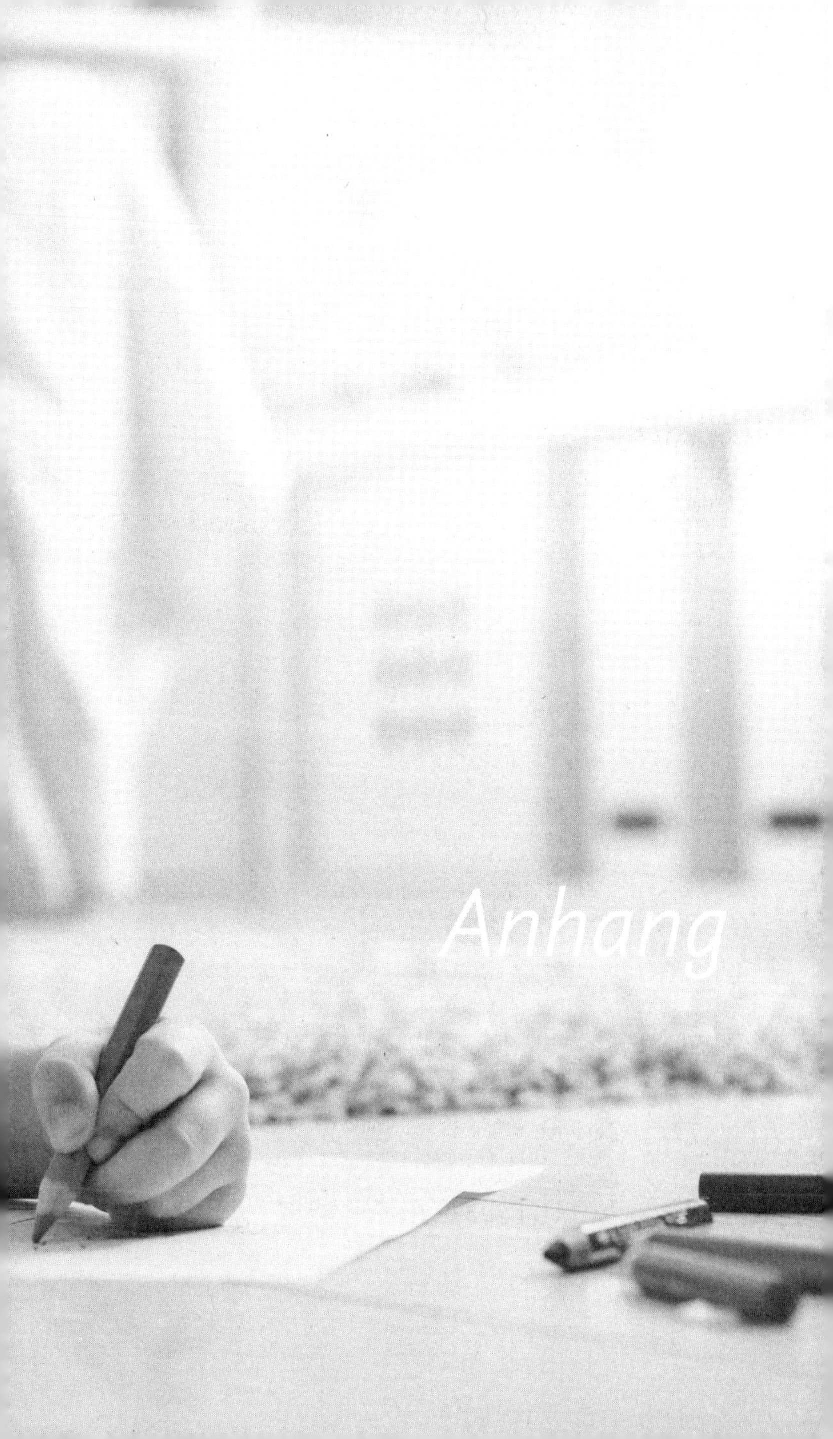

Anhang

Danksagung

An dieser Stelle möchten wir bewusst unseren Dank an unsere Eltern aussprechen und uns selbst als Mütter, Väter und Kinder ehren. Jenseits von Herkunft, kulturellem Hintergrund oder politischen Gegebenheiten ist die Liebe zu den Kindern, unseren Nachkommen, und damit auch zur Mutter Erde, die stärkste Liebe der Welt, als Ursprung der Gefühle.

Wir danken euch, ihr wunderbaren Kinder dieser neuen Zeit, dass ihr uns aufrüttelt und wach macht und uns immer wieder an unser eigenes Inneres Kind erinnert! Vielen Dank auch an alle Helfer und Anwender der Neuen Homöopathie, für eure Fallbeispiele und für euer Engagement an den Kindern. Denn diese sind unsere Zukunft!

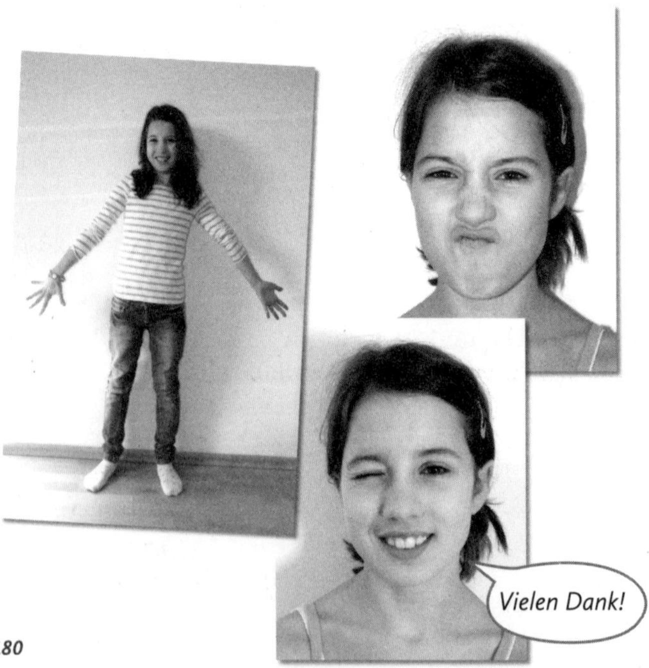

Zu den Autorinnen

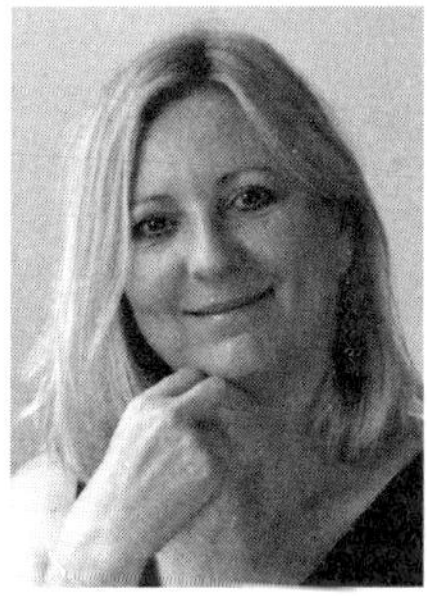

Petra Neumayer lebt als freie Medizinjournalistin, Songwriterin und Autorin in München. Sie hat zahlreiche Bücher über Nahrungsergänzungen, Alternativmedizin und Naturheilkunde veröffentlicht, u. a. den Bestseller „Heilen mit Zahlen", und gibt Workshops über Kreatives Schreiben.

Mehr über die Autorin:
www.skripthaus.com

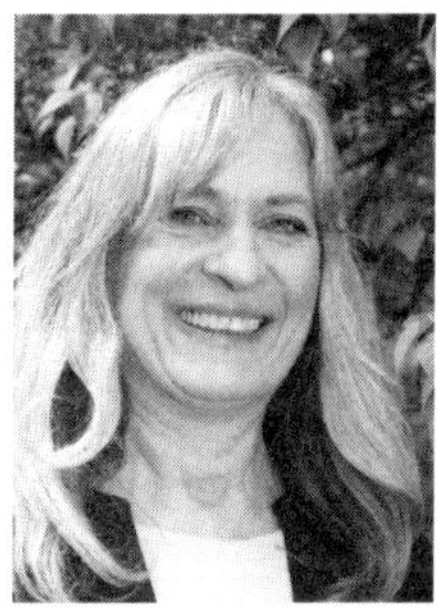

Roswitha Stark zählt zu den erfolgreichsten Autorinnen im Bereich der Schwingungs- und Informationsmedizin. Sie ist seit über 20 Jahren als Heilpraktikerin, Coach und Expertin für energetisches Heilen tätig.

Mehr über die Autorin:
www.roswithastark.de

Internetportal zur Neuen Homöopathie und zum Heilen mit Symbolen: **www.heilen-mit-symbolen.info**

Haben Sie Fragen an den Mankau Verlag?
Anregungen zum Buch?
Erfahrungen, die Sie mit anderen teilen möchten?
Besuchen Sie unsere sozialen Netzwerke:
www.mankau-verlag.de/forum

Weitere Veröffentlichungen

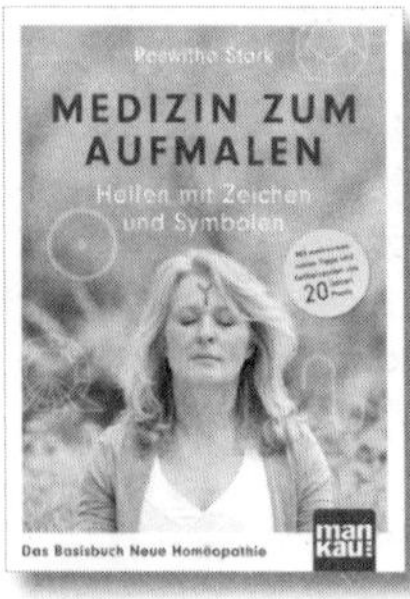

Roswitha Stark
Medizin zum Aufmalen
Das Basisbuch Neue Homöopathie
ISBN 978-3-86374-691-9

Ein wertvoller Begleiter für Therapeuten und Laien der Strichcode-Methode Erich Körblers – Quelle der Inspiration und Nachschlagewerk zugleich. Das Buch bietet zudem einen umfassenden Einblick in die erweiterte Informationsmedizin mithilfe von Symbolen.

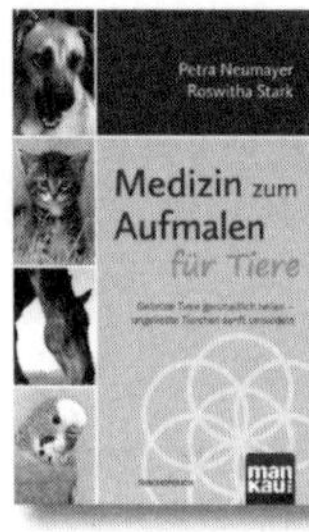

Petra Neumayer & Roswitha Stark
Medizin zum Aufmalen für Tiere
Geliebte Tiere ganzheitlich heilen – ungeliebte Tierchen sanft umsiedeln
ISBN 978-3-86374-409-0

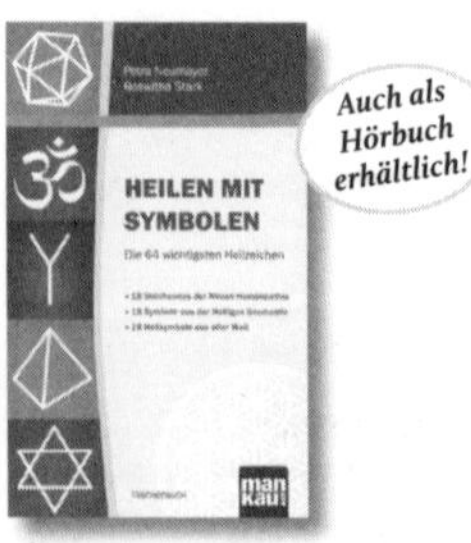

Petra Neumayer & Roswitha Stark
Heilen mit Symbolen
Die 64 wichtigsten Heilzeichen
ISBN 978-3-86374-336-9

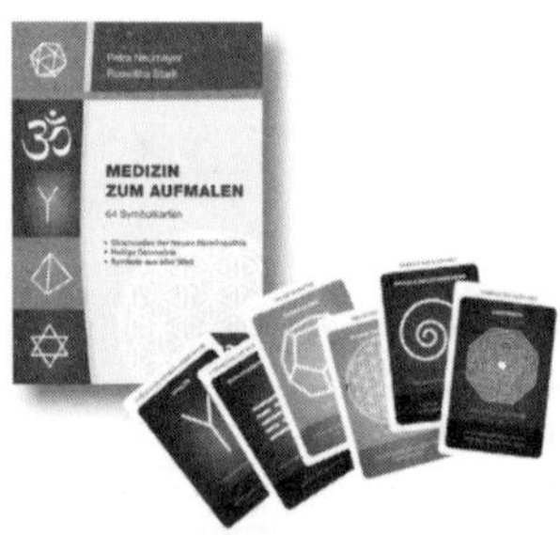

Petra Neumayer & Roswitha Stark
Kartenset Medizin zum Aufmalen
64 Symbolkarten
ISBN 978-3-938396-59-9

Literaturempfehlungen

Christina Baumann,
Roswitha Stark
Homöopathische Symbolapotheke (Bd. 1)
101 Schwingungsmittel für den Soforteinsatz
Mankau Verlag
ISBN 978-3-86374-400-7

Christina Baumann,
Roswitha Stark
Homöopathische Symbolapotheke (Bd. 2)
70 wichtige „Kleine Mittel"
Mankau Verlag
ISBN 978-3-86374-525-7

Christina Baumann,
Roswitha Stark
Homöopathische Symbolapotheke für Kinder (Bd. 3)
Mit 16 Kombimitteln für typische Kinderbeschwerden und 5 Potenzakkorden bei Ängsten, Impffolgen, Entfremdung u. a.
Mankau Verlag
ISBN 978-3-86374-584-4

Christina Baumann,
Roswitha Stark
Homöopathische Symbolapotheke: Psyche und Gemüt (Bd. 4)
111 Schwingungsmittel für mentale, emotionale und seelische Gesundheit
Mankau Verlag
ISBN 978-3-86374-725-1

Ruediger Dahlke,
Vera Kaesemann
Mandala-Malblock
72 ausgewählte Mandalas aus Ost und West und aus der Mitte
Neptun Media
ISBN 978-3-89321-076-3

Ruediger Dahlke,
Vera Kaesemann
Krankheit als Sprache der Kinderseele
Be-Deutung kindlicher Krankheitsbilder und ihre ganzheitliche Behandlung
Goldmann Verlag
ISBN 978-3-442-15661-0

Louise L. Hay
Heile deinen Körper
Seelisch-geistige Gründe für körperliche Krankheit und ein ganzheitlicher Weg, sie zu überwinden
Lüchow Verlag
ISBN 978-3-89901-256-9

Robert T. Kiyosak,
Sharon L. Lechter
Rich Dad, Poor Dad
Was die Reichen ihren Kindern über Geld beibringen
Arkana TB
ISBN 978-3-442-21778-6

Dietrich Klinghardt,
Amelie Schmeer-Maurer
Handbuch der Mentalfeld-Techniken
Bilder, Klopfakupressur und heilende Sätze in der Praxis
VAK Verlag
ISBN 978-3-86731-040-6

Krishna Das
Mit den Augen der Liebe
Eine Autobiografie
KOHA Verlag
ISBN 978-3-86728-135-5

Petra Neumayer
Heilen mit Zahlen
Von der Zahlenmystik bis zum spirituellen Codesystem
Mit großem Praxisteil
Mankau Verlag
ISBN 978-3-86374-013-9

Franz Ruppert
Trauma, Bindung und Familienstellen
Seelische Verletzungen verstehen und heilen
Klett-Cotta
ISBN 978-3-608-89045-7

Dirk Schreckenbach
Zahngeflüster®
Die Zähne, Spiegelbild Deiner Seele
Verlag Portal zur Gesundheit
ISBN 978-3-9810827-5-3

Roswitha Stark
Familienstellen mit Symbolen
Optimale systemische Lösungen auf dem Papier entwickeln
Mankau Verlag
ISBN 978-3-86374-471-7

Roswitha Stark
Heilen mit Seelencodes
Symbole, Zahlen, Buchstaben und Wörter als Schlüssel zur Matrix
Mankau Verlag
ISBN 978-3-86374-044-3

Roswitha Stark
Heilen mit Seelencodes
Das Kartenset
Persönliche Heilbilder aus Symbolen, Zahlen, Wörtern und Farben erstellen
Mankau Verlag
ISBN 978-3-86374-098-6

Alfred A. Tomatis
Der Klang des Lebens
Vorgeburtliche Kommunikation – die Anfänge der seelischen Entwicklung
rororo Verlag
ISBN 978-3-499-18791-9

Andreas Winter
Schulzeit ohne Stress!
So stärken Sie Ihr Kind in drei Schritten
Mankau Verlag
ISBN 978-3-86374-580-6

Andreas Winter
Zu viel Erziehung schadet!
Wie Sie Ihre Kinder stressfrei begleiten
Mankau Verlag
ISBN 978-3-86374-489-2

Angelika Gräfin Wolffskeel von Reichenberg
Schüßler-Salze für Ihr Kind
Sanfte Heilung für 0- bis 14-Jährige
Mankau Verlag
ISBN 978-3-938396-24-7

Internetadressen

www.heilen-mit-symbolen.info
Wissenswertes und Blog zum Thema Symbolmedizin.

www.roswithastark.de
Homepage von Roswitha Stark mit Informationen und Terminen zu Seminaren und Ausbildungen.

www.skripthaus.com
Homepage von Petra Neumayer mit Informationen zu Workshops.

www.stimmgabeltherapie.de
Internetportal mit Blog zum Thema Phonophorese/Stimmgabeltherapie; Adressen von Stimmgabel-Therapeuten.

www.ypsilon-shop.de
Einhandruten und nützliche Arbeitsmaterialien für Anwender, Berater und Therapeuten.

www.ypsilon-portal.de
Informationen und Tipps rund um biophysikalische Informations- und Energiemedizin; Adressen von Therapeuten, Beratern und Seminaranbietern nach Postleitzahlen.

www.praneohom.de
Informationen zur Praxisorientierten Neuen Homöopathie.

www.sheldrake.org
Seite von Rupert Sheldrake, Informationen über morphische Felder.

www.musik-apotheke.com
Energievolle Klänge und Meditationsmusik aus dem Netz.

www.flowbirthing.de
Das Portal für eine natürliche, sanfte und (selbst-)bewusste Geburt im Vertrauen auf die eigene Weiblichkeit.

Das Testverfahren der Neuen Homöopathie erlernen

Ob für Kinder, Erwachsene, Tiere oder Räume: Das grundlegende Testverfahren mit der Einhandrute hat sich über viele Jahre hinweg als wunderbares Hilfsmittel erwiesen, um den passenden Heilimpuls für Körper, Geist und Seele herauszufinden. Nach einigem Üben wird Ihnen das Testen leicht fallen, und Sie werden es nicht mehr missen wollen.

Testinstrument Einhandrute

Für das Testen der Zeichen benutzt man eine Einhandrute (siehe Foto nächste Seite). Der Umgang mit diesem Testinstrument ist ganz einfach. Möglich ist es aber auch, ein Pendel zu verwenden oder den kinesiologischen Muskeltest einzusetzen. Da die Methode mit der Einhandrute in unserem Grundlagenwerk „Medizin zum Aufmalen 1" ausführlich erläutert wurde, geben wir Ihnen an dieser Stelle das Wichtigste in Kürze an die Hand:

→ Rechtshänder nehmen die Rute locker in die rechte Hand, Linkshänder in die linke.

→ Stellen Sie sich vor Ihrem geistigen Auge und mit Gefühl eine positive Sache vor, zum Beispiel einen Sonnenuntergang, oder sagen Sie sich „super, super, super – ja, ja, ja" oder Ähnliches.

→ Beobachten Sie, ob sich die Einhandrute waagerecht oder senkrecht in Bewegung setzen möchte. Das ist Ihre JA-Bewegung.

→ Dann denken Sie an etwas Negatives oder Unangenehmes, die Rute wird in die entgegengesetzte Richtung wie zuvor ausschlagen. Das ist Ihre NEIN-Bewegung.

Die klassische Apfel-Übung

Für Rutenneulinge ideal: die „Apfel-Testung". Dafür nehmen Sie einen guten Apfel (am besten einen frischen Bio-Apfel) in die linke Hand und testen ihn. Dann deuten Sie mit dem linken Zeigefinger auf eine faule Stelle in einem anderen Apfel – der Rutenausschlag zeigt sofort unverträglich an.

Am besten ist es natürlich, dieses Testverfahren in einem Kurs zu erlernen, weil man viele Tipps zum richtigen Umgang mit der Einhandrute erhält und erst angeleitetes Üben sowie Praxisbeispiele die nötige Sicherheit bringen. Das ist wichtig, denn auf diesem Testverfahren im Resonanzprinzip baut die weitere Arbeit der Informationsmedizin „Neue Homöopathie" auf.

→ Zum Üben nehmen Sie nun einen Testgegenstand, zum Beispiel einen Apfel oder eine Essenz (zum Beispiel Blütenessenz), in die linke Hand oder zeigen mit dem freien Zeigefinger darauf.
→ Beobachten Sie den Rutenausschlag: Er zeigt verträglich oder unverträglich an, also je nach vorheriger Definition waagerecht oder senkrecht.
→ Testen Sie zu Übungszwecken verschiedene Lebensmittel oder zum Beispiel Kosmetika.

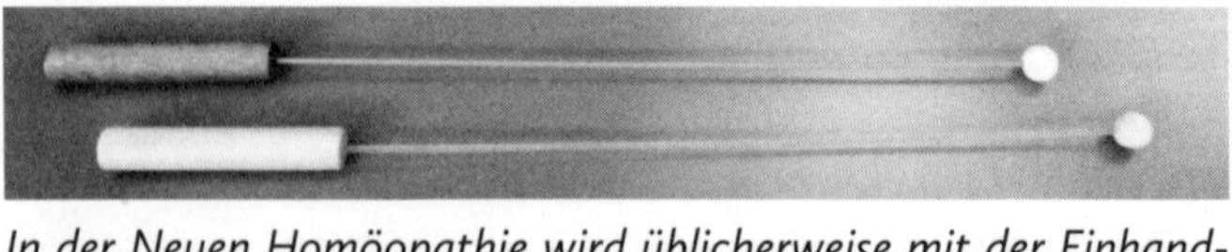

In der Neuen Homöopathie wird üblicherweise mit der Einhandrute getestet.

Beurteilung der Testfähigkeit

Vor jeder Testung sollte man zwei Dinge tun:
- → sich mental öffnen und
- → seine eigene Testfähigkeit feststellen.

1.) Rechte/linke Gehirnhemisphäre testen

Halten Sie die freie Hand in einigen Zentimetern Abstand nacheinander über die rechte und die linke Gehirnhälfte, während die Rute entspannt in der anderen Hand liegt. Die Rutenspitze sollte in beiden Fällen positiv ausschlagen. Falls das nicht der Fall sein sollte, ist man in diesem Moment nicht testfähig. Dann zeichnen Sie mit dem Daumennagel ein oder zwei Striche auf der Scheitelhöhe von der einen zur anderen Seite. Das verbindet die beiden Gehirnhälften miteinander und macht Sie für rund 20 Minuten testfähig.

Beim erneuten Testen sollte die Rute nun einen positiven Ausschlag haben.

2.) Psychischer Momentanzustand – Hinterkopf testen

Auf dieselbe Art und Weise fragen Sie nun die Testfähigkeit am Hinterkopf ab. Auch hier gilt: Testfähig ist, wer einen positiven Rutenausschlag hat. Falls der Rutenausschlag negativ ist, zeichnen Sie mit einem Fingernagel auf der Mittellinie von der Scheitelhöhe (höchster Punkt des Schädels LG 20) bis zum Nacken ein oder zwei Striche. Beim erneuten Testen sollte die Rute einen positiven Ausschlag zeigen.

3.) Elektrosmog und Erdstrahlen – Belastung feststellen

Halten Sie den linken Zeigefinger oder Handteller über den höchsten Punkt des Scheitels (LG 20). Testfähig ist man, wenn die Rute einen positiven (Ja-)Ausschlag anzeigt. Falls eine Drehung kommt, liegt eine Elektrosmog-Belastung vor.

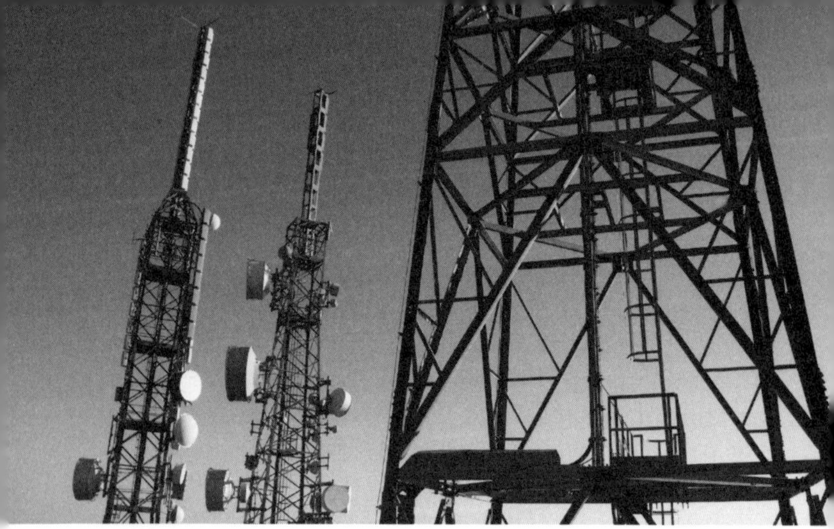

Elektrosmogstrahlung lässt sich mit Symbolen entstören.

Falls der Rutenausschlag negativ ist (Nein-Anzeige), liegt eine geopathische Störung vor, also eine Belastung aufgrund von Erdstrahlen oder Wasseradern. Bei Elektrosmog-Belastung sehen Sie das Elektrosmog-Symbol einige Minuten lang an und testen dann erneut. Der Rutenausschlag sollte nun positiv sein. Geopathogene Zonen entstören Sie mit dem gleichschenkligen Kreuz oder dem Jerusalemkreuz.

Bitte testen Sie absichtslos und einfach „neugierig“, bis Sie Übung haben. Seien Sie geduldig mit sich selbst! Versetzen Sie sich durch Achtsamkeit „auf Empfang“, um in einen Zustand der Präsenz zu gelangen. Lassen Sie voreingenommene Denkmuster und Erwartungen ziehen. Seien Sie „offen für alles“. Gehen Sie in einen Zustand reinen Beobachtens ohne Wertungen, Vorurteile oder Vorprogrammierungen.

Übung macht den Meister, und das Testen(-lernen) mit der Einhandrute schult auch immer wieder das Vertrauen in uns selbst und in die göttliche Führung. Lassen Sie sich nicht von den Meinungen anderer verunsichern.

Der energetische Kreis

Wer den Umgang mit der Einhandrute einmal gelernt hat, dem eröffnen sich jedoch noch weit mehr Testmöglichkeiten: Sie können feststellen, *wie* gut verträglich ein Lebensmittel für Sie ist, *wie* schädlich giftige Substanzen oder Schwermetalle für Ihren Organismus sind oder *wie* stark Sie ein negativer Glaubenssatz blockiert. Diese Graduierung wollen wir uns nun im „Energiekreis" ansehen.

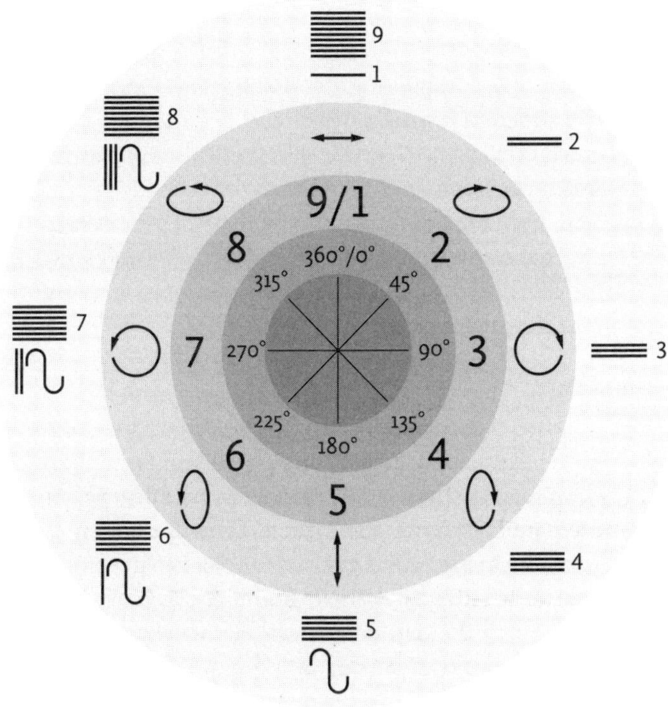

Der energetische Kreis.

Die acht Stufen der Verträglichkeit

Wie verträglich oder unverträglich eine Schwingung für das Biosystem ist, können wir an acht unterschiedlichen Ausschlägen der Einhandrute erkennen. Zwei mögliche Ausschläge haben wir ja bereits kennengelernt:

—— **Grad 1**

= verträglich = absolut ungestörtes harmonisches Fließgleichgewicht. Das ist Ihre Ja-Bewegung:

↔ oder ↕ – je nachdem, wie Sie Ihr „Verträglich" definiert haben, ein horizontaler oder vertikaler Ausschlag. (Die Abbildung des Energiekreises zeigt bei Grad 1 einen horizontalen Ausschlag und bei Grad 5 einen vertikalen. Wenn Sie bei Grad 1 einen vertikalen Ausschlag definiert haben, ist entsprechend Ihr Grad 5 ein horizontaler Ausschlag; diese beiden Ausschläge sind dann also vertauscht, alle anderen bleiben gleich.) Im Kreis zeigt sich Grad 1 bei 0°=360°. Das zugeordnete Zeichen: 1 Strich.

Grad 5

oder

= unverträglich. Das ist Ihre „Nein-Bewegung", Ihr zuvor definiertes „Unverträglich". Wenn Sie also bei Grad 1 einen horizontalen Rutenausschlag hatten, dann muss hier ein vertikaler Ausschlag erfolgen. Im Kreis zeigt sich Grad 5 bei 180°, also genau gegenüber dem völlig ausgeglichenen Grad 1. Die zugeordneten Zeichen sind entweder 5 parallele Striche oder das „Umkehrzeichen" Sinus; Sie können im Einzelfall austesten, ob Sie 5 Striche oder das Sinuszeichen verwenden sollen.

Daneben können wir aber noch sechs weitere Rutenausschläge definieren, die es uns möglich machen, den Schweregrad der jeweiligen Belastung beziehungsweise des Einflusses von außen zu bewerten:

Grad 2

= sehr geringe Belastung. Der Tensor zeigt eine rechtsdrehende liegende Ellipse. Im Kreis zeigt sich Grad 2 bei 45°. Zugeordnetes Zeichen: 2 parallele Striche.

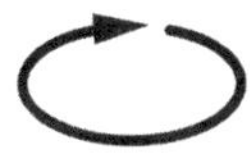

Grad 3

= geringgradige Belastung. Der Tensor zeigt einen rechtsdrehenden Kreis. Im Energiekreis zeigt sich Grad 3 bei 90°. Zugeordnetes Zeichen: 3 parallele Striche.

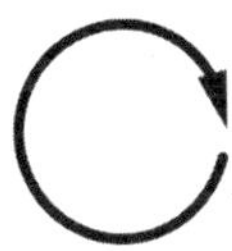

Grad 4

= mittlere Belastung. Der Tensor zeigt eine stehende Ellipse mit Rechtsdrehung. Im Energiekreis zeigt sich Grad 4 bei 135°. Zugeordnetes Zeichen: 4 parallele Striche.

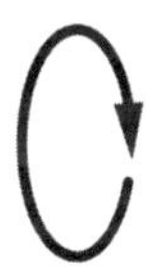

Grad 6

oder

= starke Belastung. Der Tensor zeigt in diesem Fall eine stehende Ellipse mit Linksdrehung. Im Energiekreis zeigt sich Grad 6 bei 225°. Zugeordnete Zeichen sind 6 parallele Striche oder 1-Strich-Sinus.

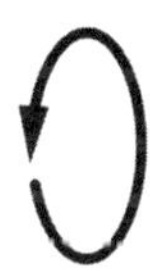

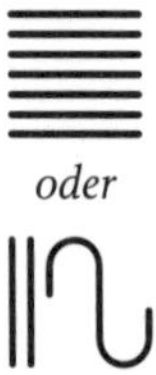

Grad 7

= sehr starke Belastung. Der Tensor zeigt einen Linkskreis. Im Energiekreis zeigt sich Grad 7 bei 270°. Zugeordnete Zeichen sind 7 parallele Striche oder 2-Strich-Sinus.

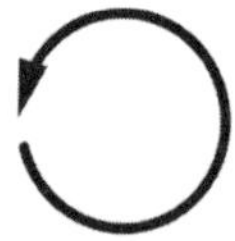

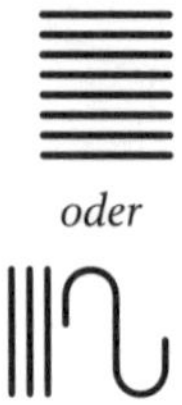

Grad 8

= außerordentlich starke Belastung. Der Tensor zeigt eine linksdrehende liegende Ellipse. Im Energiekreis zeigt sich Grad 8 bei 315°. Zugeordnete Zeichen sind 8 parallele Striche oder 3-Strich- Sinus.

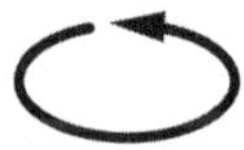

Generell gilt: Alle Rutenausschläge im rechtsdrehenden Bereich – also bis Grad 4 – zeigen an, dass der Organismus noch in der Lage ist, sich selbst zu helfen. Ab Grad 5 ist jedoch ein Heilimpuls notwendig; aus dieser Blockade kommt unser Biosystem selbst nicht mehr heraus. Alle linksdrehenden Bewegungen der Rute zeigen einen behandlungsbedürftigen Zustand an.

Der Energiekreis ist gleichzeitig ein gutes Diagnoseinstrument, indem jeder Rutenausschlag anzeigt, ob die Belastung noch im „grünen Bereich" ist. Und es ist auch ein Therapieinstrument, indem Sie mit dem zugeordneten Zeichen sofort ein die Blockade harmonisierendes Symbol zur Hand haben, das Sie auf vielfältige Weise als Impulsgeber für die Selbstheilungskräfte des Organismus einsetzen können.

Striche, Sinuszeichen und deren Kombinationen verändern die auf unser Biosystem auftreffenden Schwingungen in der Weise, dass sie für unseren Organismus wieder verträglich werden. Entscheidend ist, dass unsere körpereigene Schwingung wieder in Harmonie mit der „störenden" Schwingung kommt.

Tipps zum Üben

Üben Sie zunächst mithilfe des Energiekreises diejenigen Rutenausschläge, die Sie noch nicht gelernt haben. Prägen Sie sich ein, zu welcher Belastungsstufe der jeweilige Ausschlag gehört und welches Harmonisierungszeichen zugeordnet ist. Beispiel: Sie üben eine kreisende Bewegung nach links. Der Linkskreis zeigt Grad 7 an. Sie wissen, dass die Belastung mit Grad 7 schon ziemlich stark ist. Das ausgleichende Zeichen, das einen Heilimpuls geben kann, wäre hier 2-Strich-Sinus.

Wichtig: Achten Sie auf die Fragestellung! „Wie verträglich ist dieser Apfel für mich?“, „Wie stark ist die Pollenbelastung?“ und so weiter.

Wenn Sie diese Technik mit der Einhandrute beherrschen, können Sie die richtige Strichkombination mühelos herausfinden. Doch auch hier gilt: Übung macht den Meister! Daher empfehlen wir, zum Einstieg Rutenkurse oder Grundkurse zur Neuen Homöopathie zu belegen, in denen das Modell des Energiekreises anschaulich demonstriert und dann geübt wird.

Testlisten und Arbeitshilfen

Chakren und Auraschichten

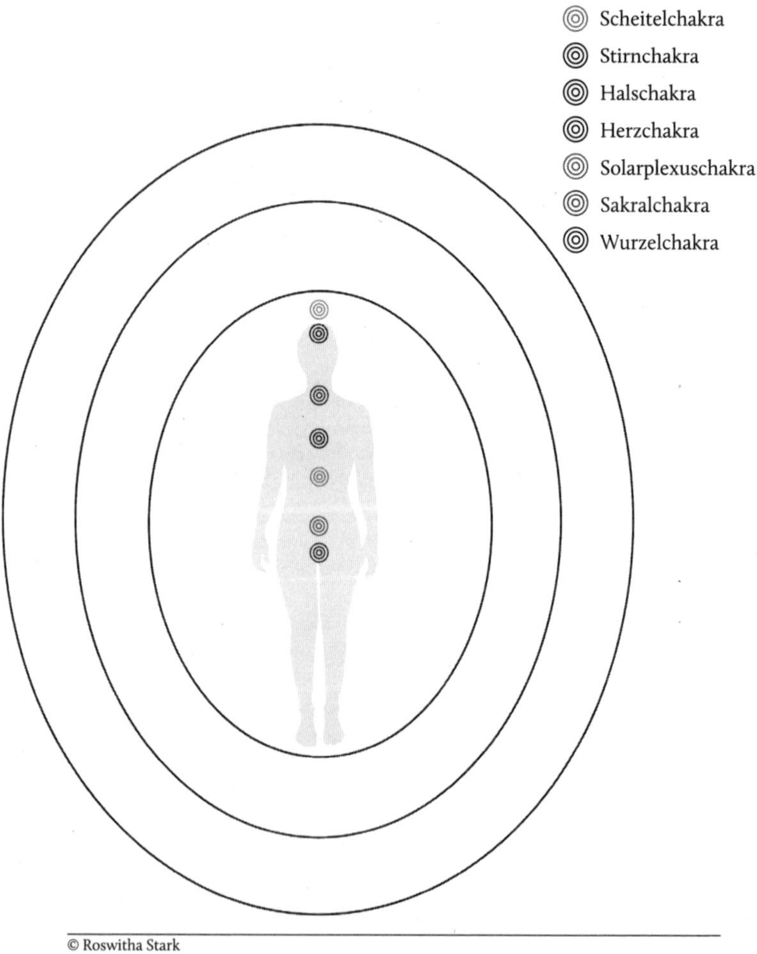

Einsatzmöglichkeiten der Symbole

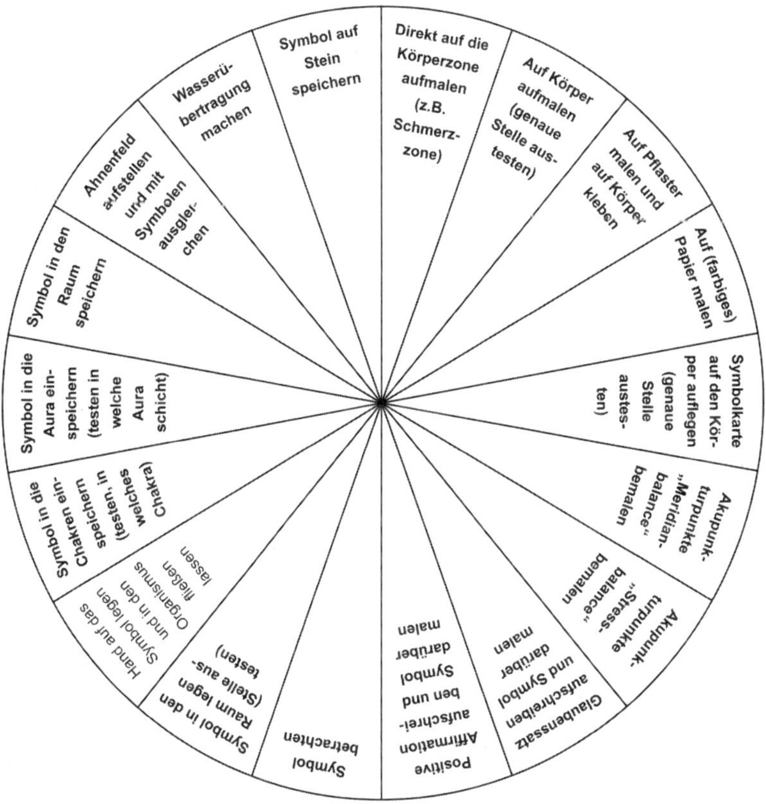

Gefühle der Fünf Elemente

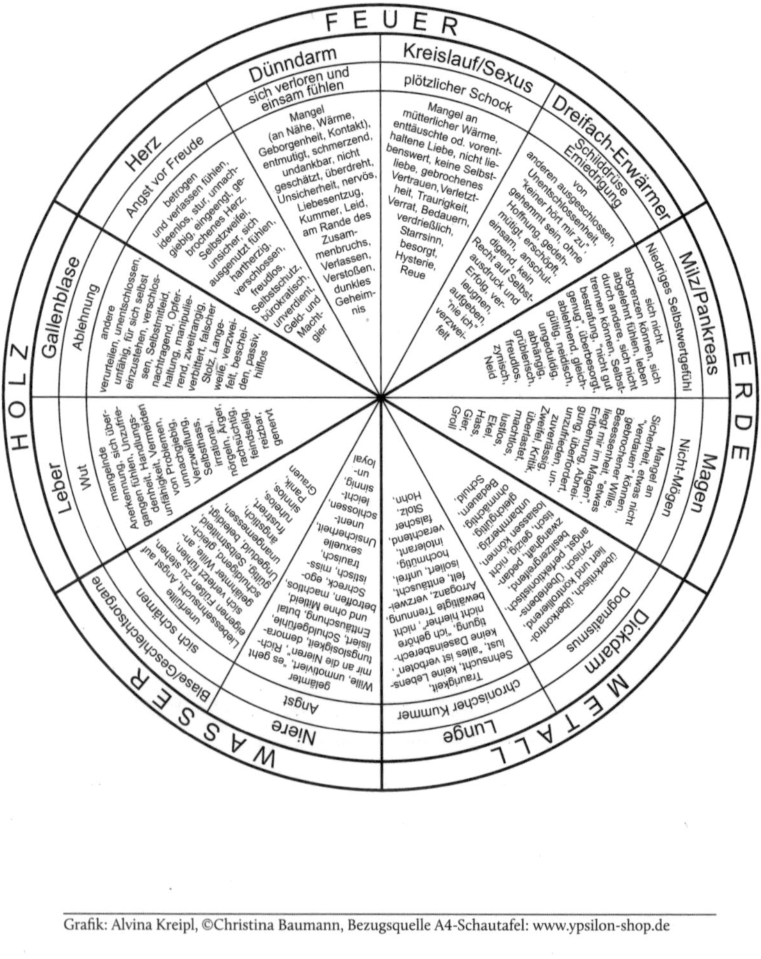

Grafik: Alvina Kreipl, ©Christina Baumann, Bezugsquelle A4-Schautafel: www.ypsilon-shop.de

Positive Affirmationen für Schule und Lernen

- Ich glaube an meine Fähigkeiten.
- Ich kann es!
- Ich kann alles begreifen und aufnehmen, was wichtig für mich ist.
- Ich atme tief, ruhig und entspannt.
- Alles ist gut.
- Ich vertraue mir selbst jeden Tag mehr und mehr.
- Ich bin völlig in Ordnung, so wie ich bin.
- Ich bin neugierig auf neues Wissen.
- Ich nehme neues Wissen mit Leichtigkeit auf.
- Ich vertraue der Führung meiner Engel.
- Mein Schutzengel geht mit mir in die Prüfung.
- Ich schaffe alles, was ich möchte.
- Alles, was ich lese, kann ich mir ganz leicht merken.
- Beim Schreiben lenkt eine Fee wunderbar meine Finger.
- Ich lerne für mich selbst, und das fühlt sich gut an.
- Ich glaube an mich selbst.
- Neues Wissen öffnet mir die Tür zu tollen Möglichkeiten.
- Ich bin neugierig, was es hier Neues zu erfahren gibt.
- Mein Geist ist einfach unbegrenzt.
- Ich kann viel, viel mehr, als es meinen Lehrern bewusst ist.
- Ich erlaube mir, mich selbst zu entwickeln, auch wenn ich einen anderen Weg als meine Eltern gehe.
- Ich bin ich, und das fühlt sich gut an.
- Ich glaube an mich.
- Ich bin ein wunderbarer Mensch, niemand anders kann mich ersetzen.

Akupunktur-Testpunkte

Die Akupunkturpunkte werden immer beidseitig bemalt – die Ausnahmen sind besonders gekennzeichnet.

1
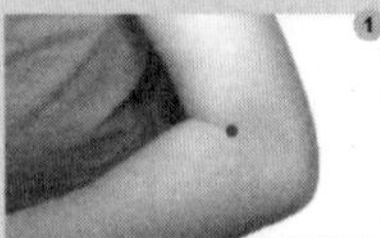

Dickdarm D 11
Ende Ellenbogenfalten außen

2
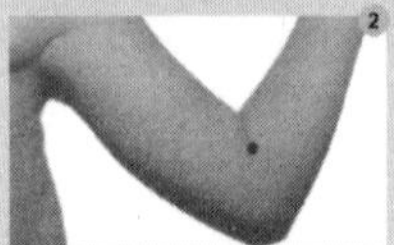

Herz H 3
Ende Ellenbogenfalten innen

3
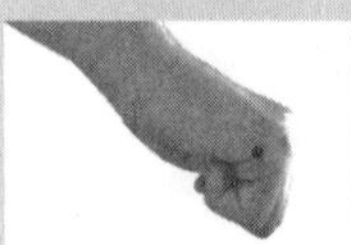

Dünndarm Dü 3
Fäuste: Handfalten außen

4
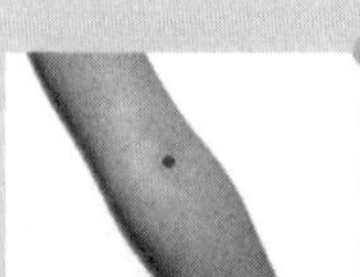

Kreislauf/Sexus KS 3
Mitte Ellenbogenfalten innen

5
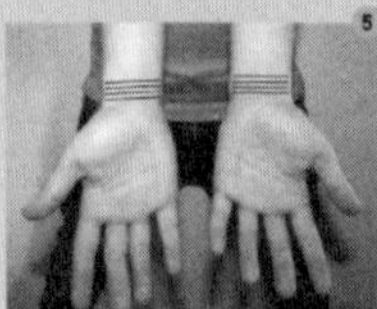

Entzündung *links und rechts*
Handgelenke innen (immer 4 Querstriche)

6
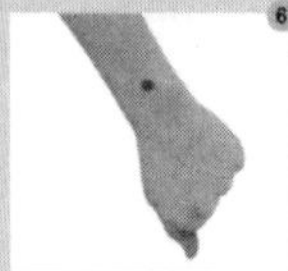

Dreifacherwärmer 3E 5
Handgelenke außen zwischen Speiche und Elle (Armbanduhr)

7
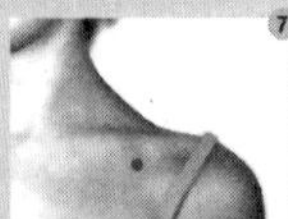

Lunge Lu 1
unter Schlüsselbeinen neben den Schultergelenken

8
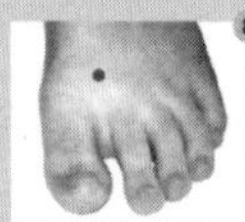

Leber Le 3
Fußrücken, weiche Bereiche zwischen großer und 2. Zehe

Milz-Pankreas MP 6
4 Fingerbreit über den Fußgelenken innen

10
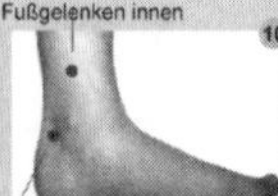
9

Nieren Ni 3
Vertiefung hinter den Fußgelenken innen

11
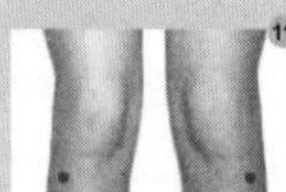

Magen Ma 36
Handflächen auf Knie legen
(Ringfinger zeigt die Position an)

12
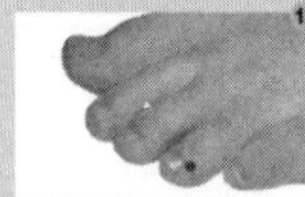

Gallenblase Gb 44
4. Zeh, Zehennägel außen

13
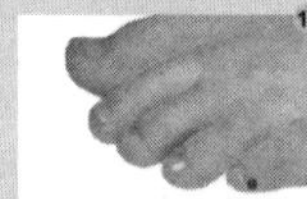

Blase Bl 67
kl. Zeh, Zehennägel außen

14
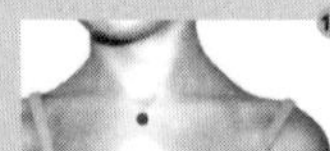

Schilddrüse
Hormonpunkt

15
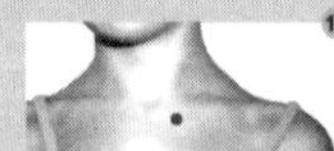

Kreislauf Ni 27 *nur links*
neben dem Brustbein, unter dem Schlüsselbein

16
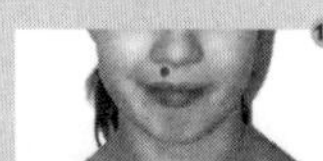

Amalgam Di 19 *nur rechts*
unter dem rechten Nasenloch

17
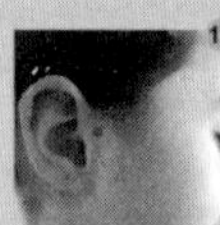

Allergie Dü 19 *nur rechts*
vor dem rechten Ohr

Organsysteme

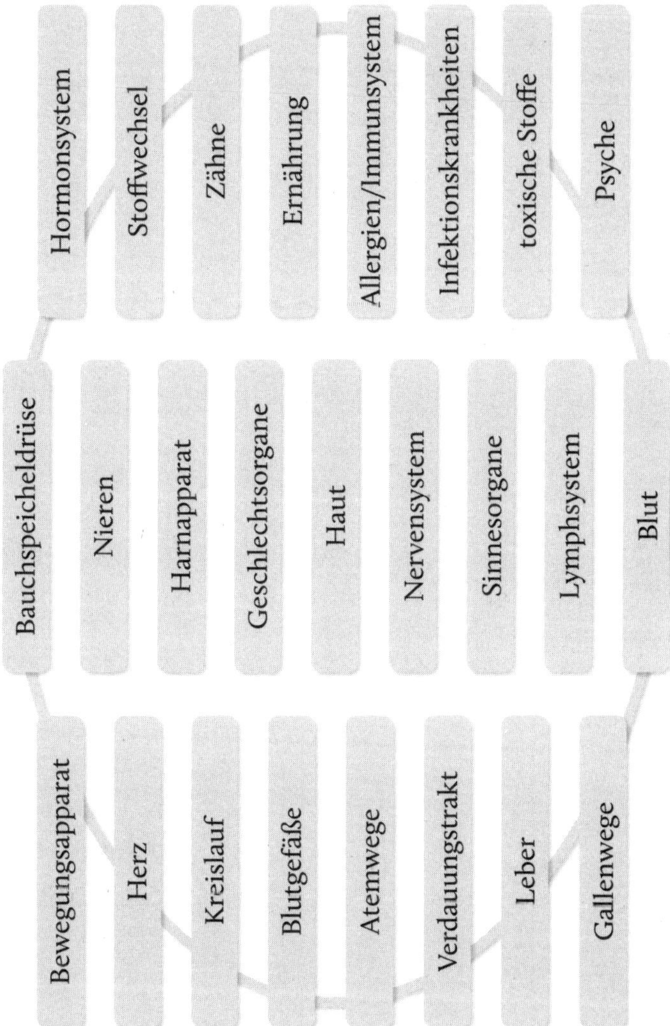
Hormonsystem
Stoffwechsel
Zähne
Ernährung
Allergien/Immunsystem
Infektionskrankheiten
toxische Stoffe
Psyche
Bauchspeicheldrüse
Nieren
Harnapparat
Geschlechtsorgane
Haut
Nervensystem
Sinnesorgane
Lymphsystem
Blut
Bewegungsapparat
Herz
Kreislauf
Blutgefäße
Atemwege
Verdauungstrakt
Leber
Gallenwege

Psychische Zuordnung der Wirbel

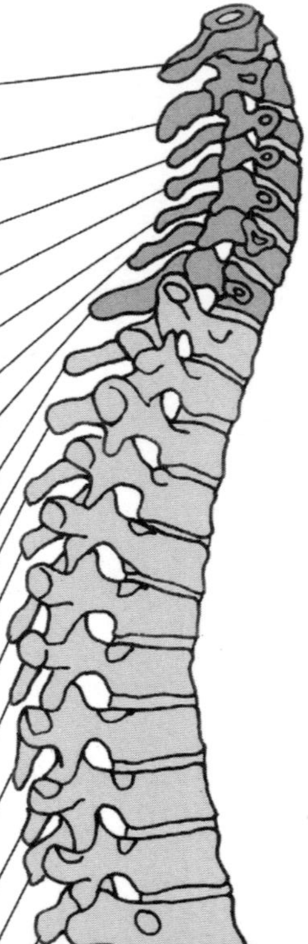

Chakra	Gemütszustand	mögliche negative Auswirkungen für Blockade des Wirbels	positive Affirmationen		
7.	Lebensmut	ängstlich, verwirrt, will alles mit dem Verstand erfassen, zwanghaftes Denken, läuft vor dem Leben davon, mangelndes Vertrauen zum Höheren Selbst	Ich bin in meiner Mitte. Ich vertraue dem Schöpfer.	Halswirbelsäule	C1
6.	Träume, Vorstellungskraft	fehlende Weitsicht, weigert sich zu verstehen, weigert sich zu wachsen, will nicht hinsehen, ist unentschlossen, verleugnet die eigene Spiritualität	Ich bin eins mit dem Universum. Ich bin bereit zu wachsen.		C2
	Wachstum	standpunktlos, schwankend, unentschlossen, fühlt sich schuldig, nimmt Schuld anderer auf sich, Märtyrertum, „schluckt" immer alles	Ich bin nur für mich selbst verantwortlich. Ich komme gut zurecht.		C3
	Inspiration, Intuition	haltlos, weigert sich zuzuhören, verbittert, unterdrückte und angestaute Gefühle, ungeweinte Tränen	Ich bin frei. Ich genieße das Leben. Ich bin klar.		C4
5.	Selbstheilung	Überlastung, blockierte Kommunikation, blockierter stimmlicher Ausdruck, Angst vor Demütigung, Angst sich lächerlich zu machen	Ich bin gut. Ich werde geliebt. Mein Ausdruck ist klar. Ich bin sicher.		C5
	Freude	Überlastung, will andere ändern, unflexibel, leistet Widerstand, kann nicht für seine eigenen Bedürfnisse eintreten	Ich akzeptiere meine Umwelt. Ich liebe mich und sorge gut für mich.		C6
	Zellerneuerung	verwirrt, wütend, wehrlos, hilflos, lässt sich demütigen und unterdrücken, leidet allein im Stillen	Ich vergebe der Vergangenheit. Ich bin ich selbst.		C7

Chakra	Gemütszustand	mögliche negative Auswirkungen für Blockade des Wirbels	positive Affirmationen		
4.	Selbstsicherheit	Überlastet sich gerne, muss zu viel bewältigen, trägt viel auf den Schultern, will/muss alles selbst tun, mangelndes Vertrauen in das Leben	Ich gehe mit Leichtigkeit durchs Leben. Ich darf Hilfe annehmen.	rbelsäule	Th1
	Schwindel, Brechzentrum	lieblos, freudlos, hartnäckig, weigert sich zu fühlen, Angst vor Verletzung, Angst vor Schmerz, verschließt sein Herz	Ich öffne mein Herz. Ich gebe und empfange Liebe. Friede ist in mir.		Th2
	Temperaturempfinden	zieht sich zurück, steht für seine Bedürfnisse nicht ein, hat keine eigene Meinung, innerliches Chaos, alte, schmerzhafte Verletzungen, unfähig zu kommunizieren.	Ich vergebe allen und mir selbst. Ich vertraue mir und baue auf mich.		Th3
	Ernsthaftigkeit	unterdrückte innerliche Wut, verbittert, verurteilt andere, ist hart zu anderen und zu sich selbst, verbissene Zielstrebigkeit	Ich schenke mir und anderen Vergebung und Freiheit.		Th4
	Denken	sorgt sich um andere, ist traurig, vernachlässigt sein „inneres Kind", angestaute Gefühle, will nicht fühlen und Emotionen verarbeiten.	Ich bin bereit zu leben. Das Leben meint es gut mit mir.		Th5
	Kunst	ist wütend auf das Leben, sorgt sich viel, Angst vor der Zukunft, gehemmte Emotionen, gibt sich Süchten hin (Essen, Drogen, Alkohol)	Ich vertraue auf die Zukunft. Alles entwickelt sich gut.		Th6

3.	Kreativität	sammelt viel Schmerz auf, bäumt sich innerlich auf, verweigert sich jeglichen Genuss	Ich lasse los. Ich nehme die Süße des Lebens dankbar an.	Rückenwi	Th7
	Musik	ist starr, macht sich viele Sorgen, denkt ständig ans Scheitern, wehrt sich gegen den Fluss des Lebens, erkennt das Gute in sich selbst nicht an	Ich bin offen für das Gute. Ich werde vom Leben getragen und geliebt.		Th8
	Sprache	ist vorwurfsvoll, unterdrückt aggressive Gefühle, geht in die Opferrolle, fühlt sich im Stich gelassen, wird allergisch	Ich erschaffe meine Realität selbst.		Th9
2.	Trauer	gibt anderer die Schuld, Opferrolle, weigert sich Verantwortung zu übernehmen, problematische Partnerschaften (Ehe, Eltern, Kinder, Kollegen, etc.)	Ich gebe und empfange Freude und Liebe.		Th10
	Tapferkeit	Beziehungsängste, Kontaktprobleme, unsicher und ängstlich, mangelndes Selbstbewusstsein	Ich bin es wert geliebt zu werden.		Th11
	Nächstenliebe	Angst vor Liebe, glaubt kein Recht zu haben zu leben, Schwierigkeiten vom Vergangenen loszulassen	Ich habe ein Recht zu leben, zu lieben und geliebt zu werden.		Th12

2.	Träume, Vorstellungskraft	unsicher, will alleine sein, schreit nach Liebe, Schwierigkeiten mit Neuanfängen	Ich bin vom Leben geliebt und unterstützt	Lendenwirbelsäule	L1
	Gutmütigkeit	verkrampft, gerät schnell in Panik, findet keinen Ausweg, ist in einer schmerzhaften Kindheitserfahrung hängen geblieben	Ich wachse über meine Grenzen und Konditionierungen hinaus.		L2
	Lebensmut	mangelndes Geborgenheitsgefühl, sexueller Missbrauch, fühlt sich schuldig, hasst sich selbst	Ich lasse die Vergangenheit los. Ich bin geliebt und in Sicherheit. Ich sage ja zu meiner Sexualität.		L3
1.	Wachstum	lehnt Sexualität ab, Ohnmachtsgefühle, Angst um finanzielle Sicherheit	Ich bin sicher. Ich bin in meiner Kraft. Ich liebe den, der ich bin.		L4
	Inspiration, Freude	unsicher, wütend, Ausdrucksschwierigkeiten, kann Lust nicht annehmen und ausleben	Ich verdiene es Freude zu haben. Ich nehme meine Lust an.		L5

1.	Selbstheilung, Sicherheit	alte, unterdrückte und verbohrte Aggressivität, Kraft- und Machtverlust	Ich bin in meiner Kraft. Ich bin die Autorität in meinem Leben.	Kreuzbein
	Denken, Kunst, Kreativität	mangelnde Erdung, innerliches Ungleichgewicht, Dogmatismus, hält fest, macht sich selbst Vorwürfe, bleibt auf altem Kummer und Leid „sitzen“	Ich bin in Balance. Ich lebe im Jetzt. Ich liebe mich so, wie ich bin.	Steißbein

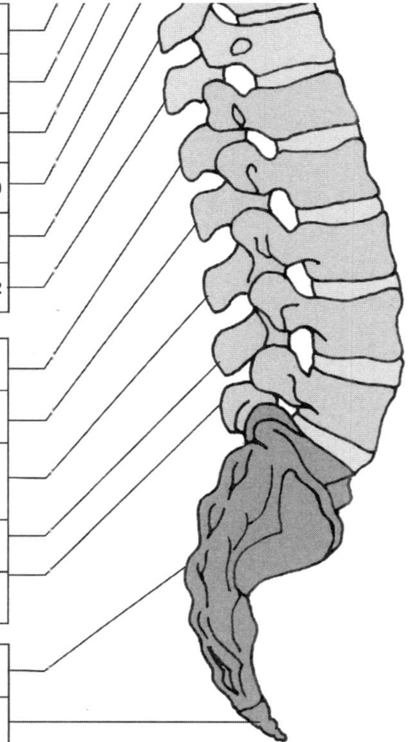

Grafik: Alvina Kreipl, ©Christina Baumann, Bezugsquelle A4-Schautafel: www.ypsilon-shop.de

Symbole-Testliste (Strichcodes)

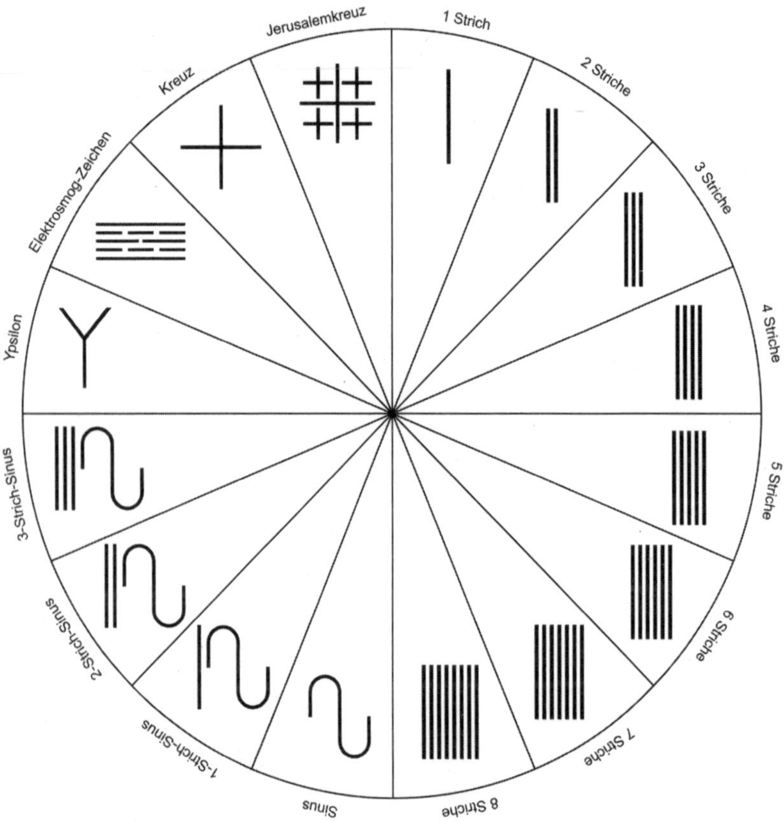

Zahntabelle

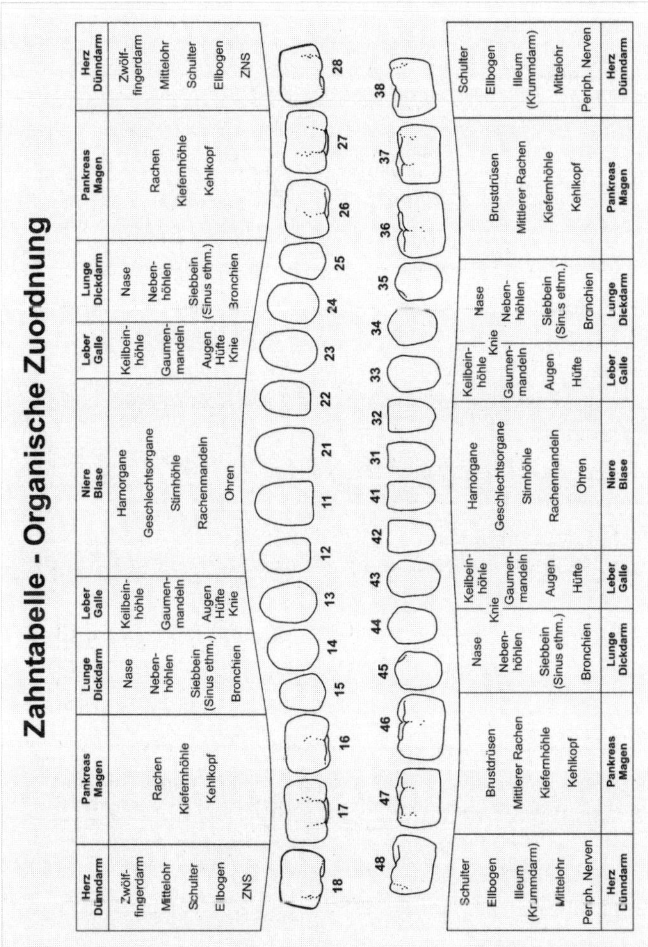

Grafik: Alvina Kreipl, ©Christina Baumann, Bezugsquelle A4-Schautafel: www.ypsilon-shop.de; siehe auch Buch „An jedem Zahn hängt immer auch ein ganzer Mensch" von Dr. Dirk Schreckenbach (Adresse siehe Anhang)

Schüßler-Salze

- Nr. 1
  Calcium fluoratum
- Nr. 2
  Calcium phosphoricum
- Nr. 3
  Ferrum phosphoricum
- Nr. 4
  Kalium chloratum
- Nr. 5
  Kalium phosphoricum
- Nr. 6
  Kalium sulfuricum
- Nr. 7
  Magnesium phosphoricum
- Nr. 8
  Natrium chloratum
- Nr. 9
  Natrium phosphoricum
- Nr. 10
  Natrium sulfuricum
- Nr. 11
  Silicea
- Nr. 12
  Calcium sulfuricum
- Nr. 13
  Kalium arsenicum
- Nr. 14
  Kalium bromatum
- Nr. 15
  Kalium jodatum
- Nr. 16
  Lithium chloratum
- Nr. 17
  Manganum sulfuricum
- Nr. 18
  Calcium sulfuratum
- Nr. 19
  Cuprum arsenicosum
- Nr. 20
  Kalium aluminium sulfuricum
- Nr. 21
  Zincum chloratum
- Nr. 22
  Calcium carbonicum
- Nr. 23
  Natrium bicarbonicum
- Nr. 24
  Arsenicum jodatum
- Nr. 25
  Aurum chloratum natron
- Nr. 26
  Selenium
- Nr. 27
  Kalium bichromicum

Homöopathische Hausapotheke für Kinder

- Aconitum
- Apis
- Arnica
- Arsenicum album
- Belladonna
- Bryonia
- Calcium carbonicum
- Calcium phosphoricum
- Calendula
- Cina
- Chamomilla
- Cocculus
- Colocynthis
- Dulcamara
- Ferrum phosphoricum
- Gelsemium
- Glonoinum
- Graphites
- Hamamelis
- Hepar sulfuris
- Hypericum
- Ignatia
- Ipecacuanha
- Lachesis
- Ledum
- Lycopodium
- Mercurius solubilis
- Myristica sebifera
- Natrium muriaticum
- Nux vomica
- Phosphorus
- Pulsatilla
- Rhus toxicodendron
- Ruta
- Sarsaparilla
- Silicea
- Sulphur
- Symphytum

Aconitum
Schreck, Schock nach Verletzung/Unfall, Symptome treten plötzlich auf, z.B. Erkältungen, nachdem man kaltem, trockenem Wind ausgesetzt war, starke Schmerzen mit körperlicher oder geistiger Unruhe.

Apis
Rötung und ödematöse Schwellung, Folgen von Bienenstichen oder Insektenstichen mit starker Wassereinlagerung.

Arnica
Folgen von stumpfen Verletzungen, Prellungen mit Bluterguss, nach OPs zur Beschleunigung der Heilung, Gehirnerschütterung, Quetschungen.

Arsenicum album
Akute Erkrankungen mit großer Ruhelosigkeit, Angst, Kälteempfinden und Durst auf häufige kleine Mengen, Nahrungsmittelvergiftung, Erbrechen und Durchfall, asthmatische Krisen mit Angst, Ruhelosigkeit und Durst, Herzklopfen, Atembeklemmung, pfeifende Einatmung.

Belladonna
Akute Erkrankungen: plötzlicher Beginn, häufig hohes Fieber, intensive körperliche Symptomatik, Krämpfe, intensive Hitze der betroffenen Körperpartien, abstrahlende Hitze, durstlos, Ohrentzündung mit starken Schmerzen.

Bryonia
Bronchitis, Infektionen der oberen Atemwege, Abneigung gegen Störungen, will allein gelassen werden, Reizbarkeit, schlechter durch jede Art von Bewegung, Durst auf große Mengen; trockener, harter, schmerzhafter Husten.

Calcium carbonicum
Überarbeitete, überlastete, eher träge Kinder, Verletzungsneigung bei Überanstrengung. Wiederholte Mittelohrentzündungen, chronisch verstopfte Nase, Stuhlverstopfung, Kälteempfindlichkeit.

Calcium phosphoricum
Fördert die Heilung von Knochenbrüchen oder Verstauchungen. Launisches Kind, dem schnell langweilig wird.

Calendula
Gutes Wundheilungsmittel! Auch äußerlich als Urtinktur oder Essenz (in Wasser verdünnt) verwenden.

Cina
Wurmmittel bei Würmern aller Art, das Kind ist unleidlich.

Chamomilla
Überempfindlichkeit gegen Schmerzen, zornige Reaktion, Reizbarkeit, Beschwerden während des Zahnens, akute oder chronische Mittelohrentzündung.

Cocculus
Reisekrankheit, Übelkeit und Erbrechen bei Seereisen.

Colocynthis
Kolikartige Schmerzen, Bauchkrämpfe, vor allem nach Wut.

Dulcamara
Schleimhäute reagieren auf kaltes Wetter (nachdem es warm war), Ohrenschmerzen, Harndrang bei Verkühlung, Durchfall, Husten, Asthma, Bronchitis bei feuchtem, kaltem Wetter.

Ferrum phosphoricum
Fieber ohne lokal bestimmbare oder charakteristische Symptome, frühes Entzündungsstadium (ohne klare Indikation), z.B. Mittelohrentzündung vor der Eiterung.

Gelsemium
Beschwerden in Erwartung eines bevorstehenden Ereignisses, Lampenfieber, Zittern, Durchfall infolge von Anstrengung, Schreck oder Erwartung, Beschwerden und Schwäche seit einem grippalen Infekt.

Glonoinum
Sonnenstich und Kopfschmerzen nach Sonneneinwirkung.

Graphites
Erkrankungen der Haut und Schleimhäute, Schuppenflechte, Hautausschläge, Einrisse, chronische Absonderungen aus dem Ohr, Nageldeformierungen, Schwielen, ungesunde Haut, jede Verletzung neigt zur Eiterung, honigähnliche Absonderungen.

Hamamelis
Verletzungen mit Prellung, Nasenbluten, blaues Auge, Blutungen ins Auge, Hämorrhoiden, Schnittwunden, Risswunden, Quetschungen, Verletzungen durch Sturz, kontrolliert Blutungen, stillt den Schmerz.

Hepar sulfuris
Eiterungsmittel, Schwellung und Verhärtung der Drüsen, Ohren extrem empfindlich gegen Wind, vereiterte, geschwollene Tonsillen, Zahnschmerzen, Zahnabszess, Abszesse, die Haut heilt langsam, eitert leicht, ist sehr empfindlich gegen Berührung.

Hypericum
Verletzungsmittel, insbesondere der Nerven und des Rückenmarks, Tetanusprophylaxe, Quetschungen, Stichwunden in nervenreichen Körperpartien: Fingerspitzen, Zunge, Zähne, Augen, Genitalien, Handflächen oder Sohlen, starke Schmerzen durch Nervenreizungen, Stauchung und Prellung der Wirbelsäule, depressive Verstimmungen.

Ignatia
Beschwerden durch Kummer, nach Liebesentzug, Trennung, leicht verletzbare Gefühle, leicht beleidigt, hysterische Symptome: Tics, Zuckungen, Krämpfe infolge von Kummer.

Ipecacuanha
Übelkeit und Erbrechen, Übelkeit wird durch Erbrechen nicht gebessert.

Lachesis
Eifersucht, Argwohn, große Empfindlichkeit gegen Berührung an Hals oder Bauch, Unverträglichkeit fest anliegender Bänder an Hals und Taille, kleine Wunden bluten stark, Blut dunkel, Furunkel, Karbunkel, Geschwüre mit dunklem, purpurfarbenem Aussehen; neigen zu bösartigem Verlauf: schlimme Folgen nach Wundinfektion.

Ledum
Akutes Mittel bei Bissen, Insektenstichen, Wunden durch eingetretene Nägel u.Ä., Tetanusprophylaxe; Rheumatismus mit Steifheit, Verstauchungen mit starker Prellung und Bluterguss.

Lycopodium
Furcht in Menschenansammlungen, niedriges Selbstwertgefühl, das aber durch „Großgetue" kompensiert wird. Übersehene oder schlecht behandelte Lungenentzündung, Nierenkolik, Halsentzündung, Blähungen, Verdauungsstörungen.

Mercurius solubilis
Mittelohrentzündungen akut und chronisch, Furunkel, Eiterbeulen, stinkender Atem, starker Speichelfluss, Zahnfleischentzündungen.

Myristica sebifera
Wirkt antiseptisch, Entzündung der Haut, des Zellgewebes, der Knochenhaut, nach Verletzungen, treibt die Eiterung voran.

Natrium muriaticum
Beschwerden durch Kummer und enttäuschte Liebe, stiller Kummer; Depression, leicht gekränkt und verletzt, Schnupfen wie Eiweiß, Erkältungen beginnen mit Niesen, Herpesausschläge, Aphthen in Mund, an Zahnfleisch, Tränen der Augen.

Nux vomica
Reizbare, ungeduldige Kinder mit starkem innerem Antrieb, Neigung, aus Wut oder Frustration Dinge zu zerstören. Verdauungsstörungen, Verstopfung. Folgen von „Überfressen".

Phosphorus
Offene, leicht beeinflussbare, ängstliche Kinder, Schwäche und Kollapszustände, mit nervöser Erschöpfung und Zittern des Körpers, Neigung zu Blutungen, Nasenbluten, hellrotes, flüssiges Blut, jede Erkältung schlägt auf die Brust.

Pulsatilla
Verlangen nach Trost und Nähe, sehr anhängliche Kinder ohne Durst, chronische Nasenverstopfung, grünliche Absonderungen aus der Nase, Tränenfluss aus den Augen, Ohrenentzündungen.

Rhus toxicodendron
Zerrungen oder Verstauchungen, Folgen von Durchnässung, besonders nach vorhergehender Überhitzung, Lahmheit, Steifheit und Schmerzen nach Ruhepausen und am Morgen, besser durch Gehen und fortgesetzte Bewegung, große Ruhelosigkeit, kann nicht lange in einer Stellung bleiben.

Ruta
Sehnenverletzungen, Zerrungen oder Verstauchungen des

Gelenkes, akute Schleimbeutel- und Sehnenentzündung, häufig mit Erguss, Knochenhautverletzungen.

Sarsaparilla
Blasenentzündung, häufiger Harndrang.

Silicea
Schwäche, Erschöpfung, Kollaps, harte, eiternde Lymphknoten, Entwicklungsverzögerungen, Infektionen der Tränengänge, Zahnabszesse, Infektionen des Zahnfleisches, Rückgratverkrümmung, Mängel der Knochenstruktur, Abszessbildung, fördert das Ausstoßen von Fremdkörpern durch die Haut.

Staphisagria
Beschwerden durch Kummer, als Folge unterdrückter Wut, nach Beleidigung und Demütigung, Gerstenkörner oder Tumoren an den Augenlidern, zerbröckelnde Zähne, vorzeitiger Zahnverfall, Blasenentzündungen, mechanische Verletzungen durch scharf schneidende Instrumente, nach chirurgischen Eingriffen.

Sulphur
Hautausschläge, gewöhnlich feucht, meist stark juckend, „schmutziges" Kind, vernachlässigt sich. Verdauungsbeschwerden, Durchfall.

Symphytum
Mittel für Verletzungen, hauptsächlich Knochenbrüche, fördert die Knochenheilung, begünstigt die Kallusbildung, Spezifikum bei stumpfen Verletzungen des Auges und der Augenhöhle (Schneeball, Faust), folgt gut nach Arnika, wenn nach einer Verletzung Empfindlichkeit der Knochenhaut bleibt.

Medizin-zum-Aufmalen-Emotionsbild

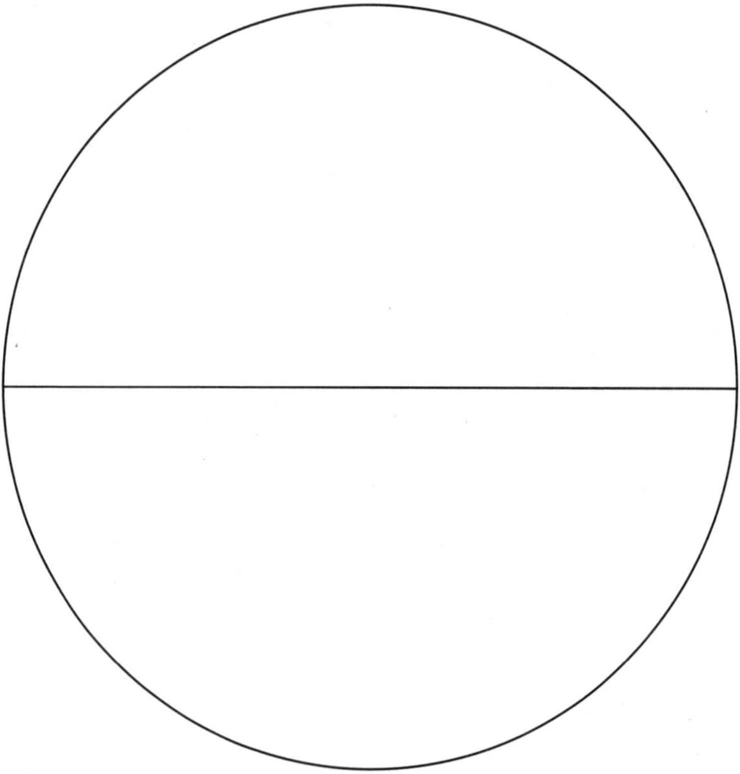

Positive Affirmation:

Bachblüten

1 Agrimony	21 Mustard
2 Aspen	22 Oak
3 Beech	23 Olive
4 Centaury	24 Pine
5 Cerato	25 Red Chestnut
6 Cherry Plum	26 Rock Rose
7 Chestnut Bud	27 Rock Water
8 Chicory	28 Scleranthus
9 Clematis	29 Star of Bethlehem
10 Crab Apple	30 Sweet Chestnut
11 Elm	31 Vervain
12 Gentian	32 Vine
13 Gorse	33 Walnut
14 Heather	34 Water Violet
15 Holly	35 White Chestnut
16 Honeysuckle	36 Wild Oat
17 Hornbeam	37 Wild Rose
18 Impatiens	38 Willow
19 Larch	39 Rescue-Tropfen
20 Mimulus	

Testschema: Der ESS (Emotionaler-Stress-Status)

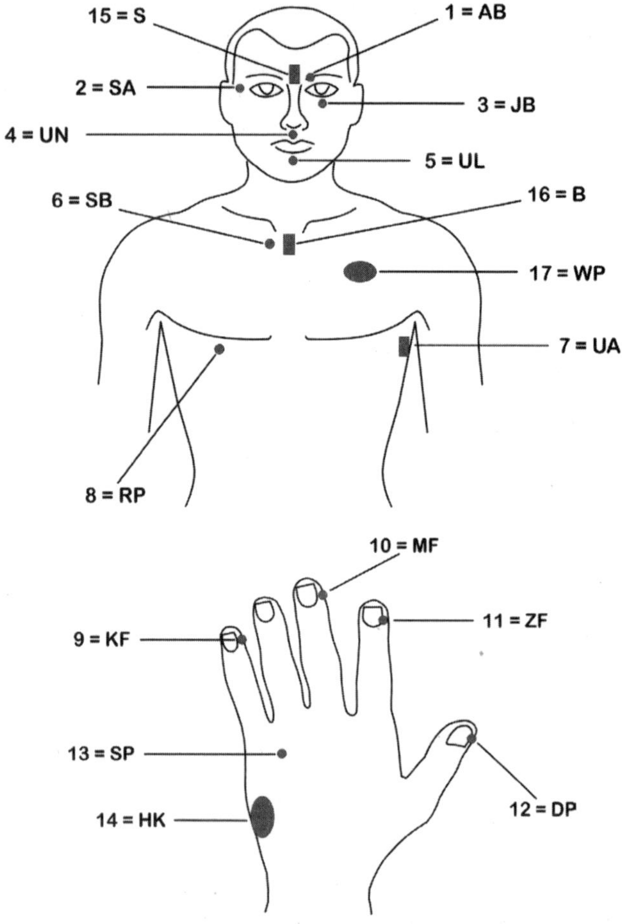

Mit freundlicher Genehmigung von Klaus Buchinger-Wohlgemuth. ©Christina Baumann, Bezugsquelle A4-Schautafel: www.ypsilon-shop.de

1	AB	Bl 2	Augenbrauenpunkt
2	SA	Gb 1	Seitlich des Auges
3	JB	Ma 1	Auf dem Jochbein
4	UN	LG 26	Unterhalb der Nase
5	UL	ZG 24	Unterhalb der Unterlippe
6	SB	Ni 27	Schlüsselbeinpunkt
7	UA	MP 21	Unter dem Arm
8	RP	Ma 19	Rippenpunkt
9	KF	He 9	Kleinfingerpunkt
10	MF	KS 9	Mittelfingerpunkt
11	ZF	Di 1	Zeigefingerpunkt
12	DP	Lu 11	Daumenpunkt
13	SP	3EW 3	Serienpunkt
14	HK	Dü 3	Handkantenpunkt
15	S	LG 24	Stirn
16	B	ZG 22	Brust
17	WP		Der wunde Punkt

Elektrosmogzeichen

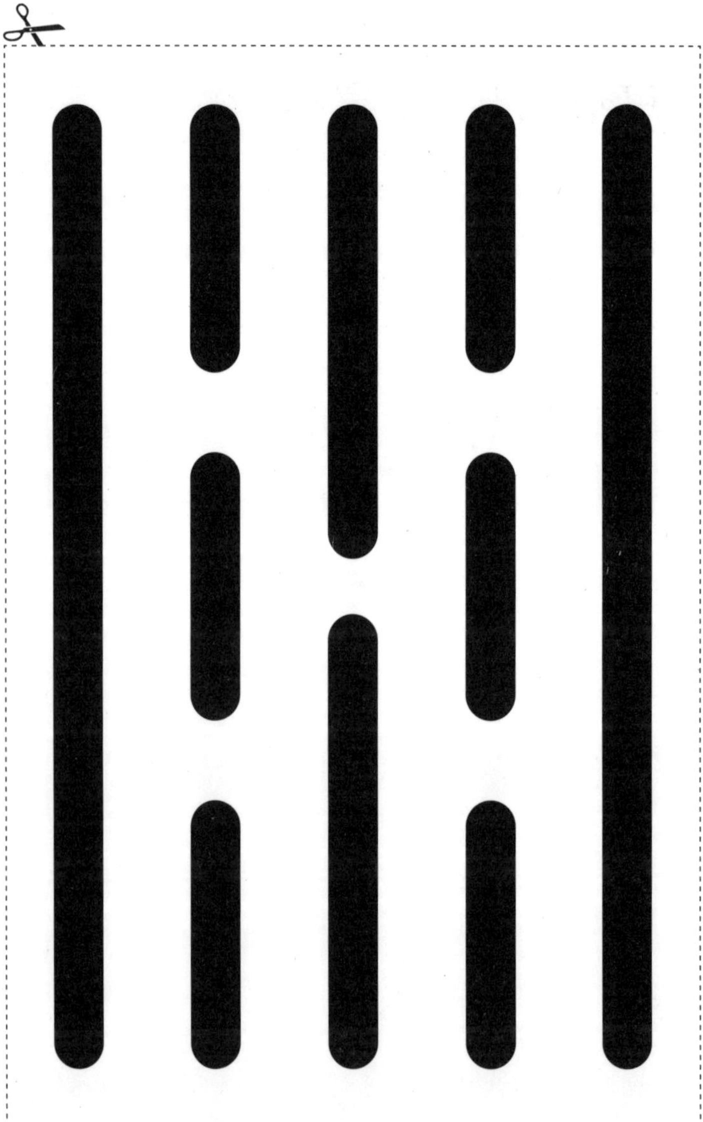

Heilauftrag

Heilauftrag für

Ort *Datum* *Zeit*

Danke!

Stichwortregister

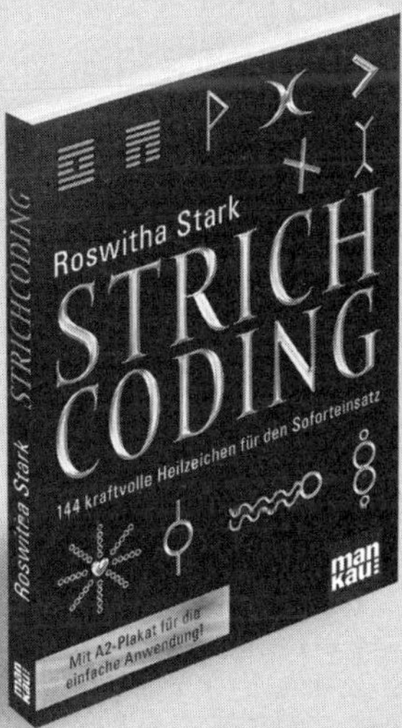
Roswitha Stark
STRICH CODING
144 kraftvolle Heilzeichen für den Soforteinsatz
Mit A2-Plakat für die einfache Anwendung!

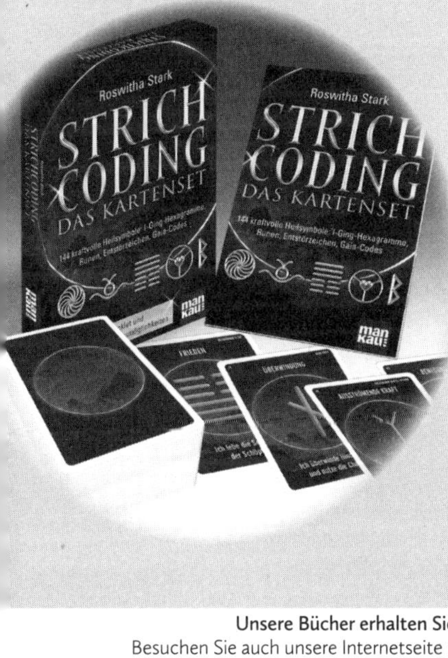
Roswitha Stark
STRICH CODING
DAS KARTENSET

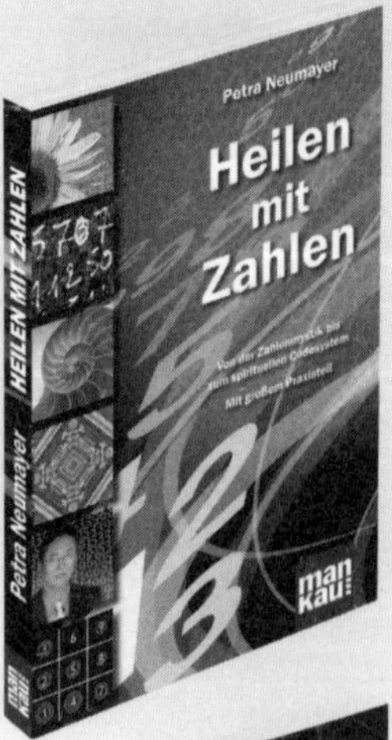

Petra Neumayer

Heilen mit Zahlen

Von der Zahlenmystik bis zum spirituellen Codesystem. Mit großem Praxisteil

16,95 € (D) / 17,50 € (A)
ISBN 978-3-86374-013-9

Von der über 5.000 Jahre alten Zahlenmystik über Kosmische Numerologie und Heilige Geometrie bis hin zu spirituellen Codesystemen – in diesem Ratgeber erfahren Sie, wie Sie auf einfache Art und Weise mit Zahlen für Heilung und Wohlbefinden arbeiten können. Zahlreiche praktische Anleitungen, Fallbeispiele und Testlisten zeigen Ihnen, wie Sie Zahlencodes – unter anderem Grabovoi-Zahlenreihen für die hundert wichtigsten Beschwerden – unterstützend bei Selbstheilungsprozessen, zur Regeneration und für mehr Lebensfreude anwenden können.

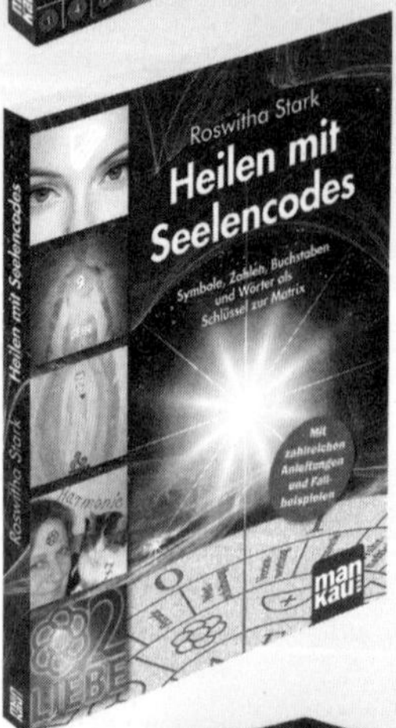

Roswitha Stark

Heilen mit Seelencodes

Symbole, Zahlen, Buchstaben und Wörter als Schlüssel zur Matrix. Mit zahlreichen Anleitungen und Fallbeispielen

20,– € (D) | 20,60 € (A)
ISBN 978-3-86374-044-3

„Roswitha Stark hat sich tief in die Welt der Symbole, Zahlen, Buchstaben und Wörter begeben. (...) Ihr neues Buch ‚Heilen mit Seelencodes' bietet eine Methode zur Aktivierung der Heilkräfte, die nicht als Standard-Anleitung zu verstehen ist, sondern als Experimentierfeld für eine ganzheitliche Heilung. (...) Die Autorin hat für dieses Buch ihre Erfahrungen zur Erstellung von Heilbildern zusammengefasst und gibt sie als praktische Schritt-für-Schritt-Anleitungen mit vielen Tipps an die Leser weiter." newsage

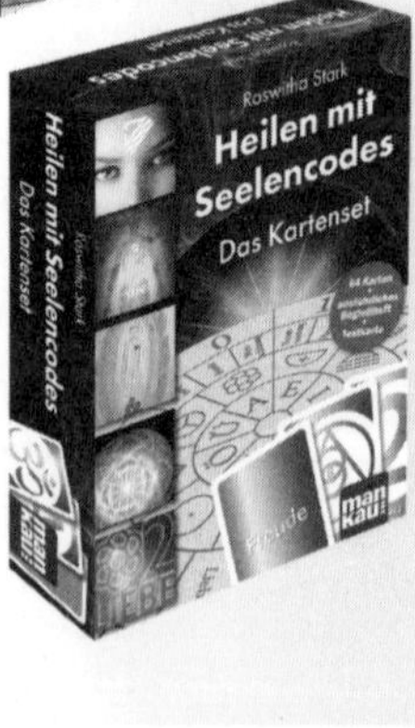

Roswitha Stark

Heilen mit Seelencodes. Das Kartenset

Persönliche Heilbilder aus Symbolen, Zahlen, Wörtern und Farben erstellen

25,95 € (D) | 26,70 € (A)
ISBN 978-3-86374-098-6

Mit diesem praktischen Kartenset können Sie Ihr persönliches Heilbild für jeden Anlass erstellen. Das passende Symbol und Heilwort sowie die richtige Zahl und Farbe können Sie mithilfe einer stabilen „Testscheibe" (aus Karton) einfach herausfinden. Das Begleitbuch gibt Ihnen konkrete Anleitungen für die Erstellung der heilenden Bilder und liefert zahlreiche Ideen und Anregungen für spannende Einsatzgebiete. Das Set umfasst neben einem 62-seitigen Begleitheft und einer stabilen Testscheibe 64 Kartenmotive.

Unsere Bücher erhalten Sie in Ihrer Buchhandlung!
Besuchen Sie auch unsere Internetseite mit Bestellmöglichkeit, Autorenvideos, Leseproben, Veranstaltungstipps und Newsletter: **www.mankau-verlag.de**